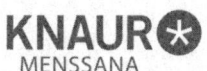
KNAUR
MENSSANA

Dr. med. Ursula Kreuzberger

Die Mesotherapie

Das neue Heilverfahren bei
akuten und chronischen Beschwerden

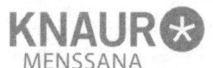
KNAUR
MENSSANA

Besuchen Sie uns im Internet:
www.mens-sana.de

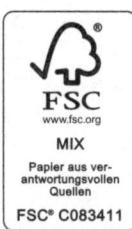

Originalausgabe August 2015
© 2015 Knaur Verlag
Ein Imprint der Verlagsgruppe Droemer Knaur
GmbH & Co. KG, München
Redaktion: Sandra Czech
Covergestaltung: ZERO Werbeagentur, München
Coverabbildung: FinePic®, München
Autorenbild: © Sandra Ramirez Photography
Satz: Adobe InDesign im Verlag
Druck und Bindung: CPI books GmbH, Leck
ISBN 978-3-426-65747-8

2 4 5 3 1

Für Theresa und Tim!

INHALT

Hilfe mit der Mesotherapie:
Krankheitsbilder und Symptome

Service

EINLEITUNG

Seit vielen Jahren praktiziere ich als hausärztliche Internistin. Für mich ist dies der schönste Beruf, den ich mir vorstellen kann. Dass ich kranken Menschen bei der Heilung und Linderung ihrer Krankheiten helfen darf, erfüllt mich immer wieder mit großer Dankbarkeit.

Im Laufe der Jahre habe ich gelernt, dass ein nachhaltiger Heilerfolg nur dann möglich ist, wenn zwei Dinge zusammenkommen: Zum einen müssen Patienten gut über ihre Beschwerden, deren Zusammenhänge und die Möglichkeiten der Heilung informiert sein. Der viel gerühmte »aufgeklärte Patient« hat wesentlich bessere Heilungschancen als ein Patient, der wenig über seine Erkrankung weiß und die Behandlung einfach über sich ergehen lässt. Deshalb ist mir stets daran gelegen, meine Patienten mit möglichst vielen Informationen zu versorgen. Je mehr sie wissen und verstehen, desto überzeugter lassen sie sich auf einen »gesunden Weg« ein, der Krankheiten gar nicht erst entstehen lässt und so langfristig zu einem selbstbestimmten, lebenswerten Dasein führt.

Das andere ist aber mindestens ebenso wichtig: Jeder Patient braucht einen Arzt, eine Ärztin seines Vertrauens, bei dem/der er sich gut aufgehoben fühlt. Ihr Arzt, Ihre Ärztin muss genau hinhören, hinschauen und Sie gründlich untersuchen. Wenn Sie das Gefühl haben, er oder sie hört Ihnen nicht zu, erkennt Ihr Problem nicht – dann ist er/sie vielleicht nicht der passende Mediziner für Sie. Nur durch genaues Hinschauen und Hinhören, eine gründliche Untersuchung, genaues Abtasten und eine detaillierte Erzählung der Krankengeschichte ist eine gute Diagnose möglich. Und nur mit einer guten Diagnose kann eine erfolgreiche Behandlung stattfinden.

Für mich gilt: Jede Patientin, jeder Patient soll mein Arztzimmer mit dem Gefühl verlassen, ernst genommen worden zu sein. Und ich wünsche mir, dass meine Patienten mit dem beruhigenden Gefühl leben, dass Hilfe möglich ist.

Mein zweites Standbein neben der klassischen Schulmedizin sind seit vielen Jahren die Naturheilverfahren. Hier habe ich in den letzten Jahren die größten positiven Überraschungen erlebt. Gerade in der naturheilkundlichen Schmerztherapie gibt es ungeahnte Möglichkeiten, Menschen zu helfen.

Mein Schwerpunkt ist dabei inzwischen die Mesotherapie geworden. Diese Schmerztherapie, die schulmedizinische und naturheilkundliche Ansätze miteinander verbindet, führt immer noch ein Nischendasein – unverdient, wie ich meine. So höre ich immer wieder von dankbaren Patienten die Frage: »Wieso kennt diese Therapie denn keiner?«

Das möchte ich ändern, nicht zuletzt mit dem Buch, dass Sie nun in der Hand halten. Ich habe zu Beginn dieser Einleitung von der Bedeutung des »aufgeklärten Patienten« gesprochen. Darum geht es auch hier: um die Aufklärung über eine Behandlungsmethode, die bei einer ganzen Reihe von Krankheiten schnell und schonend hilft, ohne den Körper mit großen Nebenwirkungen zu belasten.

Im ersten Teil des Buches wird die Mesotherapie vorgestellt. Sie erfahren viel Wissenswertes über die Geschichte und Entwicklung der Mesotherapie, über ihre Grundlagen, die wichtigsten Einsatzgebiete und die genaue Anwendungsweise. Auch über Nebenwirkungen und Risiken – die es in der Medizin *immer* gibt – wird informiert. Und Sie erfahren Genaueres über die rechtliche Situation und die Möglichkeiten der Kostenübernahme durch Ihre Krankenversicherung.

Im zweiten Teil des Buches will ich Ihnen an einigen wichtigen Beispielen zeigen, bei welchen Krankheiten die Mesotherapie besonders erfolgversprechend eingesetzt werden kann. Und was Sie sonst noch tun können, um gesund zu werden und zu bleiben.

Der dritte Teil versorgt Sie mit weiterführenden Informationen, z. B. für die Suche nach einem Mesotherapeuten in Ihrer Nähe. Dort finden Sie auch nützliche Adressen, Internetangebote und Hinweise zu weiterführender Literatur.

So bleibt mir nur noch, Ihnen viel Freude beim Lesen zu wünschen. Und natürlich hoffe ich, dass für Sie und Ihre Gesundheit genau das Richtige dabei ist.

WAS IST DIE MESOTHERAPIE?

GESCHICHTE UND ENTWICKLUNG DER MESOTHERAPIE

Die Mesotherapie ist eine relativ junge Behandlungsmethode. Als ihr »Erfinder« gilt der französische Arzt Michel Pistor (1924–2003). Er kombinierte in seiner Methode Elemente verschiedener traditioneller und neuerer Behandlungsansätze: darunter Akupunktur, klassische Medikamententherapie, Homöopathie und Neuraltherapie. Auch Elemente aus der Traditionellen Chinesischen Medizin (TCM) flossen in die Entwicklung der Mesotherapie ein.

Pistors Ziel bestand darin, das Medikament zur Behandlung von Krankheiten und Beschwerden näher an den eigentlichen Einsatzort zu bringen. Also nicht, wie bis heute in der klassischen Medikamententherapie üblich, dem Patienten z. B. eine Tablette zu verabreichen, deren Wirkstoffe dann durch den Magen und Darm in den Blutkreislauf übergehen und von dort aus an ihren Wirkungsort gelangen, sondern möglichst nah an den Ort der Beschwerden zu kommen.

Anlass für diese Überlegungen war ein Schlüsselerlebnis, das Michel Pistor 1952 als Arzt in seiner hausärztlichen Praxis in Bray-et-Lû hatte, einem kleinen Ort etwa siebzig Kilometer nordwestlich von Paris. Er behandelte den seit vielen Jahren hörbehinderten Schuster des Ortes wegen eines akuten Asthmaanfalls mit einer Procain-Spritze – und stellte als Nebenwirkung fest, dass der Patient plötzlich wieder hören konnte. Tatsächlich vernahm der Mann zu seiner Verblüffung die nahen Kirchenglocken, die er seit Jahren nicht mehr gehört hatte. Begeistert von diesem Erfolg, setzte Pistor die Behandlung mit Procain fort, jedoch jetzt ganz in der Nähe des Ohres. Und der Erfolg gab ihm recht: Der Patient erlangte dauerhaft seine Hörfähigkeit wieder. Kein Wunder, dass Michel Pistor nach diesem außerordentlich vielversprechenden Anfang seinen neuen Ansatz bei der Behandlung der verschiedensten Krankheiten erprobte – mit ganz erstaunlichen Erfolgen.

1958 fühlte sich Pistor sicher genug, um eine erste Veröffentlichung zu wagen. Dort benutzte er für seine neue Behandlungsmethode zum ersten Mal den Begriff »Mesotherapie«. Ab 1960 hatte er in Frankreich·die Möglichkeit, seine Methode auch zu unterrichten. Zunächst in der Ausbildung von Tierärzten, bald jedoch auch in der Humanmedizin. Ein Leben lang widmete er sich der weiteren Erforschung der Mesotherapie, nicht zuletzt mit der Entwicklung von speziellen Injektionsnadeln, die eine leichte, weitgehend schmerzfreie und für die Patienten besonders schonende Behandlung möglich machen.

Michel Pistor, der im August 2003 starb, durfte noch erleben, dass die Mesotherapie einen weltweiten Siegeszug antrat. Spätestens seit den achtziger Jahren verbreitete sie sich schnell über die Grenzen Frankreichs hinaus, zunächst in Kanada und den USA, später global. Heute verwenden weltweit etwa achtzehntausend Ärzte diese Methode, die seit 1987 in Frankreich auch als schulmedizinische Therapieform anerkannt ist. Es gibt internationale Gesellschaften, internationale Kongresse und Forschungspreise, so dass eine gute Vernetzung der Therapeuten gewährleistet ist. Auf diese Weise profitieren Ärzte weltweit von neueren Forschungsarbeiten, die vor allem aus Frankreich kommen, wo die Mesotherapie an den Universitäten gelehrt wird. Und so können Patienten überall auf der Welt von der Weiterentwicklung dieser jungen Methode profitieren.

Die Mesotherapie in Deutschland

Seit den achtziger Jahren findet die Mesotherapie zunehmend auch in Deutschland Verbreitung. 1984 wurde die Deutsche Gesellschaft für Mesotherapie e.V. (DGM) in München von Dr. Britta Knoll gegründet. Die Gesellschaft widmet sich der weiteren Erforschung und Verbreitung der Methode. Sie hat sich auch die Forschungsförderung zum Ziel gesetzt, u.a. mit einem jährlich vergebenen Forschungspreis. Außerdem fördert sie die Aus- und Weiterbildung von Ärzten und Heilpraktikern in mesotherapeutischen Verfahren. Die DGM richtet sich dabei nach den Standards, die an den französischen Universitäten bei der Ausbildung in der Mesotherapie gelten.

In Frankreich wird die Mesotherapie jungen Ärzten als freiwilliges Aufbaustudium nach dem Medizinstudium vermittelt. In Deutschland sind mehrere aufeinander aufbauende Weiterbildungskurse für erfahrene Ärzte (seit 2012 auch für Heilpraktiker) und ein Praxisjahr notwendig, bevor die Diplomprüfung abgelegt werden kann. Ärzte, die diese Prüfung erfolgreich absolviert haben, erhalten das »Deutsche Mesotherapie-Zertifikat«. Heilpraktiker bekommen nach der Prüfung das »Diplom naturheilkundliche Mesotherapie«.

Etwa fünftausend Ärzte behandeln ihre Patienten in Deutschland mit der Mesotherapie. Zumeist sind es Hausärzte, Orthopäden, Dermatologen und Hals-Nasen-Ohren-Ärzte. Auch die Zahl der Heilpraktiker, die sich in Mesotherapie ausbilden lassen, nimmt ständig zu. Regelmäßige Weiterbildungen und Verbandspublikationen sorgen dafür, dass diese Ärzte und Heilpraktiker von den neuesten Entwicklungen auf dem Feld der Mesotherapie profitieren und stets auf dem neuesten Stand der Forschung bleiben. Auch in Österreich und in der Schweiz gibt es Fachverbände für Mesotherapie.

Der Begriff »Mesotherapie«

Wie kam Pistor nun aber auf den Begriff »Mesotherapie«? Das Wort »Meso« leitet sich von einem wichtigen Entwicklungsschritt des Menschen vor seiner Geburt ab. In der dritten Woche bildet sich beim Embryo das sogenannte *Mesoderm* heraus, das mittlere Keimblatt, aus dem sich im Laufe der Zeit sehr viele Körperstrukturen bilden. Darunter die Knochen, die glatte Muskulatur, Blutgefäße, Nieren, Keimdrüsen und Geschlechtsorgane sowie eine bestimmte Art von Gehirnzellen. Vor allem aber entwickeln sich aus dem Mesoderm die Haut und das Bindegewebe. Und genau in diesen Bereichen, also im unter der Haut liegenden Fettgewebe und im Bindegewebe, wird die Mesotherapie eingesetzt, um dann nahe am Injektionsort ihre Wirkung zu entfalten.

EINE UNGEWÖHNLICHE
VERBINDUNG: SCHULMEDIZIN
UND NATURHEILVERFAHREN

Zwei Sprachen solle ein Arzt sprechen – die der Schulmedizin und die der Naturheilkunde –, so könne er im Einzelfall entscheiden, welche Methode die besten Heilungschancen für einen Patienten biete. Diese Aussage stammt von Dr. Veronica Carstens (1923–2012), der Frau des ehemaligen Bundespräsidenten Karl Carstens (1914–1992). Veronica Carstens war Internistin und gründete gemeinsam mit ihrem Mann 1982 die Carstens-Stiftung, die sich das Ziel gesetzt hat, die Verbreitung naturheilkundlicher Behandlungsmethoden zu fördern und diese als zweite Säule neben der Schulmedizin zu etablieren.

Dieses Anliegen ist heute mindestens ebenso wichtig wie 1982. Zwar sind die früher geradezu verhärteten Fronten zwischen schulmedizinisch und naturheilkundlich orientierten Ärzten längst durchlässig geworden. Heute gibt es viele Ärzte, die sich in beiden Bereichen auskennen und Schulmedizin und Naturheilkunde gleichermaßen anwenden. Doch das Wissen um die Chancen und Grenzen beider Bereiche ist immer noch zu gering und von allzu vielen Vorurteilen geprägt.

Da gibt es auf der einen Seite ein großes und gefährliches Misstrauen vieler Menschen gegen die Schulmedizin. Das ist gefährlich, weil Misstrauen *immer* dem Behandlungserfolg schadet und weil es dazu führen kann, dass lebenswichtige ärztliche Behandlungen nicht oder zu spät erfolgen. Wenn Patienten aus einem solchen Misstrauen heraus zu spät oder gar nicht zum Arzt gehen oder wenn sie sich zwar Medikamente verschreiben lassen, diese dann aber nicht oder nicht ausreichend lange einnehmen, kann das gravierende Folgen haben.

Auf der anderen Seite gibt es die beinharten Vertreter der Schulmedizin. Damit sind gar nicht unbedingt Ärzte gemeint; häufig handelt es sich auch um Journalisten und Buchautoren, die gegen die vermeintliche »Scharlatanerie« und »Quacksalberei« der Naturheilkunde – im Augenblick gilt das ganz besonders für die Homöopathie – zu Felde ziehen, als gälte es, einen Krieg zu gewinnen.

Beide Haltungen schaden vor allem den Patienten. Ihre Heilung steht auf dem Spiel, wenn mit ihrer Gesundheit fast schon ideologische Kämpfe ausgetragen werden. Und kranke Menschen sind nun einmal in einer schlechten Position, um sich zu wehren. Es ist also an der Zeit, im Interesse der Patienten und des Heilerfolgs, tatsächlich auf *allen* Gebieten der Medizin – Schulmedizin, Naturheilkunde und Homöopathie – das Richtige zu tun, um Krankheiten zu heilen, Schmerzen zu lindern und ein gutes, gesundes Leben möglich zu machen.

Die »Zweisprachigkeit«, von der Dr. Veronica Carstens spricht, ist auch ein Merkmal der Mesotherapie. Denn diese Methode schlägt eine Brücke zwischen Schulmedizin und Naturheilkunde. Auch so darf ihr Name also verstanden werden: Meso = Mitte – diese Methode nimmt eine vermittelnde Position zwischen Schulmedizin und Naturheilkunde ein.

Ihre Grundlagen sind:

- Neuraltherapie
- Heilen mit schulmedizinischen, pflanzlichen und homöopathischen Medikamenten
- Akupunktur und das Wissen um Reflexzonen und Meridiane

Wenig – selten – an der richtigen Stelle

In der Praxis heißt das: Bei der Mesotherapie werden vom Arzt oder Heilpraktiker geringste Dosierungen an schulmedizinischen, naturheilkundlichen oder homöopathischen Substanzen mit feinen Nadeln direkt an der betroffenen Stelle sehr sanft unter die Haut gespritzt. Dabei werden feinste Nadeln mit einem ganz speziellen Schliff verwendet, die praktisch nicht oder nur sehr wenig zu spüren sind.

Es wird eine spezielle Spritztechnik verwendet, um oberflächliche Reize zu setzen und die Selbstheilungskräfte des Körpers zu aktivieren. Zudem entstehen kleine Medikamentenvorräte oder -depots unter der Haut, die über einen längeren Zeitraum die heilenden oder schmerzlindernden Substanzen an der richtigen Stelle freisetzen. So kommt es zu einer sehr schonenden Heilung und zu einer oft lang andauernden Schmerzfreiheit.

24

Grundlage 1: Die Neuraltherapie

Die Neuraltherapie wurde in Europa entwickelt, ist aber trotzdem in gewisser Weise mit der Akupunktur verwandt: Auch ihre Begründer gingen davon aus, dass Krankheiten und Schmerzen durch bestimmte Störungen des Energieflusses im Körper hervorgerufen werden (sogenannte »Störfelder«). Michel Pistor, der »Erfinder« der Mesotherapie, nutzte die Neuraltherapie in seiner Praxis, bevor er die Mesotherapie entwickelte. Für ihn war diese Behandlungsmethode sicher der wichtigste Ausgangspunkt.

Die Neuraltherapie wurde in den zwanziger Jahren in Deutschland entwickelt, vor allem durch zwei Brüder, die Ärzte Ferdinand und Walter Huneke. Auch hier war eine zufällige Beobachtung der Auslöser: Ferdinand Huneke spritzte einer Patientin mit chronischer Migräne versehentlich Procain und stellte zu seiner großen Überraschung – und zum Glück der Patientin – fest, dass die quälende Migräne schnell und dauerhaft verschwand.

Bei der Neuraltherapie wird ein lokal wirkendes schmerzlinderndes Mittel, in der Regel Procain oder Lidocain, in kleinsten Mengen unter die Haut gespritzt – das sogenannte »Quaddeln«. Manche Patienten kennen diese Gruppe von Medikamenten von der Behandlung beim Zahnarzt: Bei den meisten Zahnbehandlungen wird heute Lidocain als örtliche Betäubung verwendet. Das ältere Mittel Procain war früher ebenfalls in der Zahnmedizin weit verbreitet, wird heute aber eigentlich nur noch in der Neuraltherapie eingesetzt.

Mit Hilfe dieser Mittel und des Quaddelns sollen bei der Neuraltherapie die Weiterleitung von Schmerzsignalen unterbrochen und Störungen des Energieflusses ausgeschaltet werden. Auf diese Weise kann eine Vielzahl von Krankheiten und Störungen gelindert und eventuell sogar geheilt werden.

In Deutschland, anders als in anderen Ländern, wird die Neuraltherapie von den gesetzlichen Krankenkassen nicht anerkannt.

Grundlage 2: Heilen mit Medikamenten

Schulmedizin und Naturheilkunde – auch die Homöopathie – gehen davon aus, dass viele Krankheiten durch die Gabe von Medikamenten geheilt werden können. Auch hier ein paar einfache Beispiele, zunächst aus der Schulmedizin: Kopfschmerzen werden gelindert, indem ein Mittel gegeben wird, das die Weiterleitung des Schmerzreizes ins Gehirn unterbindet. Bakterielle Infektionen werden bekämpft, indem man ein antibiotisch wirkendes Medikament gibt, das die Bakterien abtötet. Herzrhythmusstörungen werden mit Betablockern behandelt, die dafür sorgen, dass sich der Herzschlag wieder normalisiert.

In der Naturheilkunde erreicht man im Prinzip dasselbe durch die Gabe pflanzlicher Mittel: Thymian löst fest sitzenden Schleim bei Bronchitis, Kamille hilft bei Entzündungen der Magenschleimhaut, Fenchel löst Blähungen, Gingko-Extrakt verhilft zu einer besseren Durchblutung des Gehirns, Sonnenhut-Extrakt *(Echinacin)* stärkt die Immunabwehr bei erhöhter Infektionsgefahr. Die Reihe der Beispiele ließe sich fast endlos fortsetzen.

Grundlage 3: Die Akupunktur und das Wissen um Reflexzonen und Meridiane

Die Akupunktur dürfte heute im Westen wohl die bekannteste Einzeldisziplin der Traditionellen Chinesischen Medizin (TCM) sein. Der Name ist jedoch nicht etwa chinesisch, sondern lateinisch: Er leitet sich von den Wörtern »acus« (Nadel) und »punctio« (Stechen) ab.

In der Akupunktur werden mit dünnen Nadeln bestimmte Punkte im Körper gereizt, die auf den sogenannten Meridianen liegen. Meridiane sind, einfach gesagt, Energiebahnen im Körper. Und da die TCM davon ausgeht, dass jede Krankheit auf einer Störung des Energieflusses beruht, soll mit den Nadelstichen der Fluss der Lebensenergie (chinesisch: *Qi*) wieder ins Gleichgewicht gebracht werden. Eine Akupunktursitzung dauert etwa 20–30 Minuten. Während dieser Zeit verbleiben die (möglichst wenigen) Nadeln in der Haut.

Über die Meridiane gelangen die Reize, die durch die Nadeln gesetzt werden, an den richtigen Ort im Körper, auch in entfernter liegende Bereiche. In diesem Zusammenhang wird auch von »Reflexzonen« gesprochen. Besonders wichtige Bereiche sind dabei die Fußsohlen, die Hände und die Ohrmuschel. In diesen drei Bereichen sammeln sich die Energieleitbahnen, so dass von dort aus fast alle Teile des Körpers erreicht und positiv beeinflusst werden können. Das ist im Übrigen nicht nur mit Hilfe von Akupunkturnadeln möglich, sondern auch mit Fingerdruck (Akupressur) und anderen Reizen.

Im Westen wird die Akupunktur seit dem 19. Jahrhundert angewandt. Ausgangspunkt war – wie bei der Mesotherapie – Frankreich. Vor allem der französische Diplomat George Soulié de Morant (1878–1955) machte die Methode in seinen Schriften sehr bekannt.

Heute wird die Akupunktur gerade im Bereich der Schmerzbehandlung häufig und sehr erfolgreich angewandt, und es gibt inzwischen zahlreiche Studien über ihre Anwendung und Wirksamkeit. Ein häufig beschriebenes Einsatzgebiet ist die örtliche Betäubung bei Augenoperationen wie z. B. der Operation des grauen Stars. Hier ist es nach einer Akupunktur möglich, mit geringsten Mengen an lokaler Betäubung auszukommen. Da die Operation des Grauen Stars sehr häufig bei älteren Patienten durchgeführt wird, die Medikamente aller Art nicht mehr gut vertragen, ist dies besonders wichtig.

Kritiker bestreiten jedoch nach wie vor, dass Akupunktur tatsächlich wirken könnte. Sie halten alle nachgewiesenen Erfolge für Placebo-Effekte, also letztlich für Einbildung. Trotzdem ist die Akupunktur bei bestimmten Beschwerden als Behandlungsmethode auch von den gesetzlichen Krankenkassen anerkannt, z. B. bei Wirbelsäulen- und Kniebeschwerden. Private Krankenversicherungen übernehmen die Kosten bei deutlich mehr Krankheitsbildern.

Die Mesotherapie –
Eine Verbindung verschiedener Ansätze

Auch die Mesotherapie setzt – neben dem Reiz des Nadelstichs, der eine der Akupunktur ähnliche Wirkung hat – auf die Gabe von Medikamenten. Bei der Mesotherapie werden geringe Dosierungen medizinischer Wirkstoffe unter die Haut gespritzt.

Zunächst findet jedoch ein intensives Gespräch mit dem Patienten statt. Er soll ausführlich Gelegenheit bekommen, über seine Beschwerden und aus seiner Krankengeschichte zu berichten.

Danach wird eine eigene, genau auf die Beschwerden des einzelnen Patienten abgestimmte Mischung von Medikamenten für die Behandlung zusammengestellt. Die einzelnen Bestandteile dieser Mischung werden so gewählt, dass sie sich gegenseitig ergänzen und verstärken.

Ärzte und Heilpraktiker haben dabei eine große Auswahl. Zum Einsatz kommen

- schulmedizinische Medikamente
- homöopathische Mittel in den unterschiedlichsten Potenzierungen
- Vitamine
- Mineralstoffe
- pflanzliche Wirkstoffe

Sie werden gemischt, stark verdünnt und dann mehrmals, immer in extrem geringer Menge, unter die Haut gespritzt, und zwar genau an der Körperstelle, die behandelt werden soll. So bildet sich ein kleiner Vorrat, ein Depot, aus dem die Mischung allmählich ihre Wirkung entfaltet. Damit dieser Vorgang vollkommen schmerzfrei abläuft, wird dem Gemisch immer auch ein leichtes schmerzlinderndes Medikament zugegeben. Das Spritzen selbst verursacht ohnehin kaum Schmerzen, da die speziellen Nadeln extrem fein sind, so dass der Patient sie kaum spürt.

Die Mesotherapie ist also in der Lage, die verschiedenen Behandlungsansätze von Neuraltherapie, Medikamententherapie und Akupunktur auf eine ganz neue Weise miteinander zu verbinden. Sie setzt auf den richtigen Ort – nah am Schmerz oder über das System von Meridianen und Reflexzonen mit dem Ort des Schmerzes oder der Beschwerden verbunden. Sie nutzt die Erfahrungen aus der Neuraltherapie mit dem gezielten Einsatz von Schmerzmitteln. Und sie ermöglicht – nach einer besonders gründlichen Untersuchung des Patienten und nach einem ausführlichen Gespräch mit ihm – aus dem breiten Spektrum von schulmedizinischen, naturheilkundlichen und homöopathischen Medikamenten genau die Mischung auszuwählen, die der Patient individuell benötigt, um schnell und dauerhaft von seinen Beschwerden befreit zu werden.

Auf die richtige Injektionsstelle kommt es an

Bei der Mesotherapie werden nicht nur sehr geringe Wirkstoffmengen verwendet; es kommt auch auf die richtige Stelle an, wo diese Wirkstoffe oder Medikamente eingesetzt werden. Sie sollen nämlich nicht – wie es bei einer normalen Injektion oder beim Einnehmen von Tabletten der Fall wäre – im ganzen Körper verteilt werden, sondern nur dort wirken, wo sie wirklich gebraucht werden. Dies ist auch der Grund, weshalb die Mesotherapie kaum Nebenwirkungen im Körper zeigt.

Bei einer mesotherapeutischen Behandlung geht es also immer darum, an der richtigen Stelle ganz gezielt die

Wirkstoffmischung einzusetzen, die für den jeweiligen Patienten individuell richtig ist. Die Entscheidung über den richtigen Injektionsort wird nach eingehender Untersuchung des Patienten getroffen. Dabei wird z.B. auf besonders schmerzempfindliche Sehnenansätze, Muskelhartspann, angrenzende Strukturen und Muskeln, aber auch auf die speziellen Bedürfnisse bei Nervenschmerzen (neuropathischen Schmerzen) Rücksicht genommen. In manchen Fällen, so z.B. bei der Behandlung von Menstruationsbeschwerden *(Dysmenorrhoe)*, werden über das Meridiansystem auch sogenannte Fernpunkte miteinander verbunden. Dies hilft, Energieblockaden aufzuheben.

Durch die spezielle Injektionstechnik und die präzise Auswahl der Injektionsstelle gelangen die Wirkstoffe schließlich dorthin, wo sie gebraucht werden: ins erkrankte Gewebe, beispielsweise in ein erkranktes Gelenk, in Muskeln und Bindegewebe. In den Blutkreislauf hingegen, der sie im ganzen Körper verteilen würde, gelangen sie praktisch gar nicht. Deshalb können sie in so geringer Dosis eingesetzt werden und belasten den Organismus kaum.

Auf das richtige Werkzeug kommt es an

In der Mesotherapie werden spezielle, besonders geschliffene Injektionsnadeln verwendet. Sie sind wesentlich feiner als die Nadeln, die bei einer normalen »Spritze« zum Einsatz kommen. Mit ihnen kann der Therapeut die Medikamente und Wirkstoffe sehr präzise unter die Haut spritzen. Dabei kann er besonders schonend vorgehen, was sehr wichtig ist, wenn ohnehin schon schmerzende Körperteile behandelt werden.

Um die Methode noch präziser anwenden zu können, entwickelte Michel Pistor eine spezielle Injektionspistole. Mit ihr wird nur ganz oberflächlich in die Haut gestochen und der Wirkstoff eingebracht. Auch die Injektion mit dieser Pistole ist sehr schonend und sorgt dafür, dass das Medikament tatsächlich nur an den Ort gelangt, wo es zum Einsatz kommen soll.

Tatsächlich beruht die Wirkung der Mesotherapie nicht nur auf den Mixturen, die zum Einsatz kommen, sondern auch auf der Injektion selbst. Sie wird auch als *Mikroinjektion* bezeichnet und erfolgt u. a. an präzise bestimmten Akupunktur- und Reaktionspunkten. Die Stiche sorgen für viele kleine Reize im Körper, die die Abwehrkräfte anregen. Außerdem sorgen sie für eine bessere Durchblutung des Gewebes und damit für eine bessere Sauerstoffversorgung. Bindegewebe und Hautzellen werden angeregt, der Körper reagiert auf die kleinen Einstiche, indem er körpereigene Schmerzstiller *(Endorphine)* und entzündungshemmende Stoffe ausschüttet.

WELCHE MEDIKAMENTE
UND WIRKSTOFFE VERWENDET
DIE MESOTHERAPIE?

Medikamente in der Mesotherapie

Dafür, dass die Mesotherapie eines ihrer wesentlichen Einsatzgebiete in der Schmerztherapie hat, werden bei dieser Therapieform erstaunlich wenig Schmerzmittel verabreicht. Je nachdem, welche Art von Körperstrukturen (Muskeln, Sehnen, Haut u. a.) betroffen sind, unterscheidet sich die Behandlung ganz erheblich. Ein Beispiel: Bei Gelenkbeschwerden schmerzt sehr häufig gar nicht das Gelenk selbst, sondern die Schmerzen entstehen, weil die gestaute Gelenkflüssigkeit – ein Entzündungssymptom – zu viel Druck ausübt. Hier wird es also in der Mesotherapie darum gehen, entzündungshemmende und abschwellende Mittel zu verabreichen, um den Druck der Gelenkflüssigkeit abzubauen. Ein anderes Beispiel sind verdickte, schmerzende Sehnen. Auch hier wird nicht unbedingt ein schmerzlinderndes Mittel gegeben, sondern abschwellende Mittel und Mittel zur Regeneration des Knorpels. Bei Rückenbeschwerden – die meistens durch Muskelprobleme hervorgerufen werden – geht es in der Mesotherapie um eine Behandlung von Übersäuerung, Verhärtung und Verkrampfung; gleichzeitig aber auch um die Förderung von Durchblutung und Entspannung sowie um eine Stärkung der Nerven. Ergänzend kommen in der Mesotherapie häufig Mineralstoffe oder Mittel zur Aktivierung des Lymphsystems zum Einsatz.

Homöopathische Mittel in der Mesotherapie

Auch homöopathische Mittel können in der Mesotherapie zum Einsatz kommen – immer mit Blick auf die Gesamtsituation des Patienten. Dazu muss man aber wissen, dass die Homöopathie grundsätzlich einen anderen Ansatz verfolgt als die »normale« schulmedizinische Medikamententherapie.

Der Begründer der Homöopathie, Samuel Hahnemann (1755–1843) wurde in Deutschland geboren und verbrachte hier auch den größten Teil seines Lebens. Die letzten Jahre lebte er jedoch in Paris, wo er bis zu seinem Lebensende als hoch angesehener Arzt praktizierte.

Die von ihm entwickelte Therapieform verfolgt den Grundsatz, »Gleiches mit Gleichem« zu heilen. Kurz und sehr vereinfacht formuliert, sollen die Selbstheilungskräfte des Körpers angeregt werden, indem man ihm einen Stoff zuführt, der beim gesunden Menschen genau jene Symptome hervorrufen würde, unter denen der Patient aktuell leidet. Hahnemann selbst erprobte das zuerst an einem Stoff namens Chinarinde. Dieser Stoff führt zu Symptomen, die denen der Malaria ähnlich sind. Bei tatsächlich malariakranken Patienten kommt dann also Chinarinde zum Einsatz. Allerdings – und das ist ein ganz entscheidender Punkt – in einer extremen Verdünnung, die außerdem in einem ganz bestimmten Verfahren hergestellt wird, der sogenannte Potenzierung. Paradoxerweise wird die Wirkung des homöopathischen Mittels immer stärker, je weiter es verdünnt, das heißt potenziert wird. In besonders stark potenzierten Mitteln ist physikalisch kein Molekül des Ausgangsstoffs mehr nachzuweisen.

Auf welche Weise homöopathische Mittel wirken, ist bis heute nicht restlos geklärt. So ist es kein Wunder, dass die Homöopathie schon zu Hahnemanns Zeit umstritten war und bis heute umstritten geblieben ist. Auf der einen Seite gibt es viele Menschen, die geradezu darauf schwören, auf der anderen Seite stehen diejenigen, die dieser Methode jede Wirksamkeit absprechen. Die gesetzlichen Krankenkassen übernehmen die Kosten für eine homöopathische Beratung, nicht jedoch für die Medikamente. Viele private Krankenversicherungen bieten jedoch Zusatztarife dafür an.

Vitamine und Spurenelemente in der Mesotherapie

Vitamine und Spurenelemente sind wichtige Ergänzungsmittel in der Mesotherapie. Sie kommen dort zum Einsatz, wo es um die Regeneration und Kräftigung von Körperstrukturen, um die Förderung von Durchblutung oder Entspannung und um Nervenstärkung geht.

WAS PASSIERT BEI EINER MESOTHERAPIE-SITZUNG?

Nehmen wir an, Sie wenden sich bei einer Erkrankung an einen Arzt oder eine Ärztin (oder an einen Heilpraktiker/ eine Heilpraktikerin). Dann sollten Sie für den ersten Termin etwas mehr Zeit einplanen als bei einem normalen Arztbesuch, denn vor Beginn der Behandlung erfolgt zunächst einmal ein ausführliches Gespräch über Ihre Symptome und Ihre Vorgeschichte. Der Arzt macht sich ein genaues Bild von Ihrer Erkrankung. Er wird Sie über mögliche Risikofaktoren befragen, um diese bei der Wahl seines Behandlungsplans zu berücksichtigen. Außerdem wird er Sie über das Verfahren der Mesotherapie, den Ablauf der Sitzungen, die voraussichtliche Dauer der Behandlung sowie eventuelle Risiken und Nebenwirkungen informieren. Hier ist auch Zeit, Ihre Fragen zu beantworten.

Die Behandlung erfolgt immer ambulant, das heißt, Sie kommen zur Behandlung in die Praxis und können gleich danach die Praxis wieder verlassen. In der Regel bekommen Sie Termine für einige aufeinanderfolgende Sitzungen, bei denen die Therapie vorgenommen wird. Vor jeder Sitzung wird die Wirkstoffmischung für den jeweiligen

Patienten individuell zusammengestellt und ganz frisch zubereitet. Dann wird diese Mischung an der zu behandelnden Stelle unter die Haut gespritzt. Dazu werden spezielle Injektionsnadeln verwendet. Je nach Art der Erkrankung und der Behandlung ist die Tiefe der Injektion unterschiedlich. Manchmal erfolgt nur eine Art Streichen über die Haut, manchmal muss die Injektion ein bisschen tiefer ins Bindegewebe gesetzt werden. Der Therapeut wird dabei immer schonend und oberflächlich behandeln. Er wird nie z. B. direkt in ein Gelenk oder eine tiefer gelegene Struktur spritzen.

Mit einem Eisspray können empfindliche Bereiche wie Finger, Zehen, Hände oder Füße kurz betäubt werden. So ist eine schmerzlose Behandlung auch hier möglich.

Danach kann der Patient sofort in seinen Alltag zurückkehren. Allerdings sollte er sich am Tag der Injektion körperlich schonen und sich beispielsweise keine langen Autofahrten zumuten.

Je nach Erkrankung werden mehrere solche Sitzungen erforderlich sein. Manchmal finden sie im Abstand von einer Woche statt, manchmal liegen mehrere Wochen oder sogar Monate zwischen den einzelnen Behandlungen.

Bei einer akuten Erkrankung genügen oft fünf bis zehn Sitzungen im Wochenabstand (gelegentlich auch zweimal pro Woche), bis das Problem behoben ist.

Bei chronischen Erkrankungen und bei Erkrankungen, die schon länger bestehen oder seit langer Zeit immer wieder auftreten, empfiehlt es sich, über längere Zeiträume zu behandeln. Dabei können die Abstände zwischen den einzelnen Behandlungen immer größer werden. Zunächst sollte ein- bis zweimal wöchentlich behandelt werden, je nach Krankheitsbild bis zu zehn Wochen lang. Dann geht man zu einem zwei- und später vierwöchentlichen Rhythmus über. Insgesamt kann eine solche Behandlung durchaus bis zu einem Jahr dauern. Auf diese Weise kann dann aber auch bei chronischen Krankheiten eine lang anhaltende Beschwerdefreiheit erreicht werden.

Es gibt dazu einen Leitspruch aus der Traditionellen Chinesischen Medizin (TCM): So lange, wie die Beschwerden schon bestehen, so lange kann es auch dauern, bis sie wieder verschwinden.

DIE WICHTIGSTEN ANWENDUNGSGEBIETE

Das weitaus breiteste und wichtigste Anwendungsgebiet der Mesotherapie ist die Behandlung von Schmerzen aller Art. Ganz besonders häufig wird sie – auch in meiner Praxis – bei schmerzhaften Erkrankungen der Wirbelsäule und des Bewegungsapparats eingesetzt, bei Sehnenentzündungen, Gichtanfällen, verschiedenen Formen von Kopfschmerzen und bei der Narbenbehandlung. Die Erfolge sind dabei erstaunlich. Vielen Patienten kann geholfen werden, und zwar schnell und dauerhaft: Ihre gesamte Lebensqualität verbessert sich erheblich, zumal viele auch nicht mehr auf hoch dosierte Schmerzmittel angewiesen sind.

Ein zweiter wichtiger Bereich ist die Behandlung von Infekten, vor allem dann, wenn sie häufig wiederkehren. Dies ist besonders bei Atemwegs- und Harnwegsinfekten der Fall. Hier kann eine sogenannte *Mikrovakzination* ratsam sein: eine naturheilkundliche Art der Impfung. Damit ist vielen Patienten lang anhaltend geholfen, und viele Behandlungen mit Antibiotika und Schmerzmitteln sind nicht mehr nötig.

Auch bei Problemen mit Haut und Haaren wird die

Mesotherapie eingesetzt. Selbst in der kosmetischen Behandlung von Falten & Co. wird sie immer beliebter.

Neu und erstaunlich erfolgreich ist die Mesotherapie als Hilfe bei der Raucherentwöhnung. Das ist an sich schon eine gute Nachricht – bedenkt man zusätzlich, wie viele Folgeerkrankungen vermieden werden können, wenn Menschen endlich das Rauchen aufgeben, dann begreift man, wie groß der gesundheitliche Erfolg dieses Ansatzes sein kann.

Und schließlich sind Ärzte mit Erfahrung in der Mesotherapie auch ein großer Segen für ihre älteren Patienten. Lästige Alterserscheinungen können mit Hilfe dieser Methode verringert und hinausgezögert werden, so dass gerade ältere Patienten erheblich an Lebensqualität gewinnen.

Schmerzbehandlung bei Erkrankungen der Wirbelsäule

Rückenschmerzen sind heute die häufigste Ursache für einen krankheitsbedingten Ausfall am Arbeitsplatz. Aber hinter der allgemeinen Angabe »Rückenschmerzen« können sich viele unterschiedliche Beschwerden und Ursachen verbergen. War in früheren Zeiten häufig das »Verheben«, also eine übermäßige körperliche Anstrengung der Grund für Rückenprobleme, so sind es heute Fehlbelastungen durch andauernde sitzende Tätigkeiten und auch seelische Belastungen.

Bei Schmerzen im Bereich der Halswirbelsäule ist besonders häufig eine einseitige Beanspruchung durch langes Sitzen und Bildschirmarbeit der Grund. Andere Ursachen können Zugluft und Fehlhaltungen beim Schlafen sein – diese werden häufig auch durch seelische Belastungen ausgelöst. Außer den heftigen Schmerzen, die auch in den Kopf oder in die Schultern und Arme ausstrahlen können, können Kribbeln und Taubheitsgefühle, Muskelverspannungen, Schwindel und Tinnitus dazukommen.

Die Mesotherapie kann hier ganz besonders schnelle Hilfe bringen. Manchmal so schnell, dass selbst ich noch staune.

Ein junger Patient kam mit schiefem Hals und schmerzverzerrtem Gesicht in die Praxis. Er konnte den Kopf überhaupt nicht mehr bewegen. Der Schmerz strahlte in die Arme und Hände aus, so dass er sich fast wie gelähmt fühlte. Und er erlebte das nicht zum ersten Mal. Wie immer hatten die Beschwerden ganz plötzlich angefangen: Morgens gleich nach dem Aufstehen, beim Anziehen, war ihm praktisch »das Genick eingefroren«, wie er sich ausdrückte. Seine Freundin hatte ihm beim Anziehen der restlichen Kleidung helfen müssen. Nach einer Mesotherapie mit muskelentspannenden und durchblutungsfördernden Substanzen verließ er wenig später mein Sprechzimmer mit normaler Kopfhaltung und lächelte meine Arzthelferin glücklich und ein bisschen ungläubig an. Nach einer zweiten Behandlung eine Woche später war er wieder komplett beschwerdefrei.

Auch die Brustwirbelsäule ist häufig von Verspannungen betroffen. Hier kommt es zu Blockaden der Wirbelgelenke. Oft sind Beschwerden im Bereich der Brustwirbelsäule auch eine Folge von Atemwegsinfekten wie z. B. einer Bronchitis. Die Hustenanfälle führen zu einem regelrechten Muskelkater zwischen den Rippen, wo viele kleine Muskeln die Atmung unterstützen. Das klingt harmlos, tut aber wirklich weh, vor allem beim tiefen Einatmen.

Auch hier kann die Mesotherapie – nach einer gründlichen Untersuchung und Feststellung der Ursachen – eine schnelle und dauerhafte Schmerzlinderung bringen. Die Schmerzpunkte werden mit muskelentspannenden, schmerzlindernden und durchblutungsfördernden Substanzen behandelt.

Und schließlich gehören auch die weit verbreiteten Schmerzen im Bereich der Lendenwirbelsäule zu den wichtigen Einsatzgebieten der Mesotherapie. Seien es akute Verschiebungen der Bandscheibe, »Ischias« oder muskuläre Verspannungen, die zu Blockaden führen: In all diesen Fällen kann die Mesotherapie sehr erfolgreich und schnell helfen. Oft kombiniere ich sie mit Akupunktur.

Eine deutliche Schmerzlinderung tritt häufig bereits bei der ersten Mesotherapie-Sitzung nach einer Injektion schmerzlindernder, muskelentspannender und durchblutungsfördernder Mittel ein. Die Patienten sagen oft, sie würden »wie auf Wolken« aus der Praxis schweben. Bei sehr intensiven Beschwerden behandle ich gelegentlich zweimal in der Woche. So können die Schmerzen schnell gelindert und der Schmerzmittelgebrauch bald reduziert werden. Auch neurologische Störungen wie z. B. Miss-

empfindungen im Bein, die häufig mit einem Lendenwir-
belsäulensyndrom einhergehen, können direkt mit der
Mesotherapie behandelt werden. Hier kommt eine
Mischung zum Einsatz, die die Nervenbahnen nährt und
versorgt.

Gerade bei Menschen, die schon länger Schmerzmedikamente einnehmen mussten und zusätzlich einen empfindlichen Magen haben, ist die Mesotherapie sehr effektiv und kommt den Betroffenen »wie ein Wunder« vor.
Auch Patienten mit einer Nierenfunktionsstörung oder
Bluthochdruck, die nur sehr eingeschränkt Schmerzmittel
nehmen dürfen, profitieren sehr davon.

In den seltensten Fällen ist bei Rückenschmerzen ein echter Bandscheibenvorfall die Ursache. Sollte dies doch der
Fall sein, dann herrscht Alarmstufe Rot! Bei jeder Behandlung ist hier Vorsicht geboten, da durch den Bandscheibenvorfall Nerven geschädigt werden können, manchmal
so sehr, dass Ausfallerscheinungen auf Dauer bleiben.
Doch auch hier gibt es Fälle, in denen die Mesotherapie
helfen kann.

*Ein junger Patient kam mit einem akuten Bandschei-
benvorfall unter massivsten Schmerzen gekrümmt in
die Praxis. Er hatte zum Glück keine neurologischen
Ausfälle. Ich wollte ihn eigentlich in die Neurochirurgie
des Universitätsklinikums überweisen, weil ich selten in
meiner Praxis einen Patienten mit so starken Schmerzen
gesehen hatte. Ihm stand der Schweiß auf der Stirn, und
er berichtete von regelmäßiger Morphineinnahme.
Auf sein Drängen hin – er wolle sich nicht operieren
lassen, sondern eine Behandlung mit Mesotherapie und*

Akupunktur probieren – fing ich an, ihn zu therapieren. Er kam zweimal wöchentlich über einige Wochen. Die Beschwerden waren nach einer längeren Behandlung komplett rückläufig; er berichtete mir bald, er könne schon wieder zwei Kästen Bier tragen und habe den Keller seiner Mutter gestrichen. Es war keine Operation notwendig, auch keine komplette Immobilisation (Ruhigstellung) und keine langwierige Rehabilitationsmaßnahme! Aber dieser Fall stellte sicher eine Ausnahme dar.

Schmerzbehandlung bei Arthrosen

Bei einer Arthrose kommt es zu einer chronischen, schmerzhaften Zerstörung des Gelenkknorpels und zu einer Entzündung der Innenschicht der Gelenkkapsel. Das kann so weit gehen, dass das Gelenk vollkommen steif wird. Die Ursachen für eine Arthrose sind fast immer eine Über- oder Fehlbelastung des Gelenks durch Übergewicht, Abnutzung im Alter, angeborene oder erworbene Deformierungen, Sportverletzungen, Entzündungen oder hormonelle Störungen.

In den meisten Fällen sind die großen Gelenke von einer Arthrose betroffen: vor allem Hüfte und Knie, oft auch die Schultern. Ganz typisch für eine Arthrose ist, dass die betroffenen Gelenke erst einmal »warm werden« müssen. Nach längerer Ruhe, beispielsweise am Morgen oder nach längerem Sitzen, sind sie steif und schmerzen.

Besonders schmerzhaft ist die *aktivierte Arthrose*, bei der die Innenhaut des Gelenks entzündet und gereizt ist.

Dann schwillt das betroffene Gelenk an, wird heiß und schmerzt.

Häufig leiden ältere Menschen unter Arthrose. Solange eine Arthrose aber nicht aktiviert ist und sich die Patienten genug und auf schonende Weise bewegen, sind die Beschwerden geringer.

Eine sehr treue langjährige Patientin kam wegen sehr starker, anhaltender Schulterschmerzen zu mir. In manchen Nächten wachte sie mehrmals auf, wenn sie sich im Schlaf auf die Schulter gedreht hatte. Sie musste dann aufstehen und eine Schmerztablette nehmen, um weiterschlafen zu können. Auch tagsüber war sie in ihren Bewegungsmöglichkeiten sehr eingeschränkt. Sie konnte sich nur mühsam selbst anziehen, ein Anheben des Armes über die Horizontale war nicht möglich. Haarekämmen und Haarewaschen mit dem rechten Arm war nicht durchführbar. Diese Beschwerden hielten schon über zwei bis drei Wochen an. Unter regelmäßiger, wöchentlich durchgeführter Mesotherapie kam es zu einer baldigen Besserung. Nach einigen Monaten, in denen wir seltener behandelten, war die ganze Sache ausgestanden. Seit fünf Jahren sind die Beschwerden nicht wieder aufgetreten.

Sehr häufig zeigen sich Arthrosen auch im Knie. Eine der häufigsten Operationen in Deutschland ist daher auch die Arthroskopie, eine Gelenkspiegelung am Knie. Sie ist aber nicht ohne Risiko, vor allem wegen der Infektionsgefahr – und in vielen Fällen hilft sie nicht, vor allem bei älteren Patienten, wenn die Arthrose und nicht ein Meniskusschaden im Vordergrund steht.

Ein Patient mit eigenem Geschäft, der den ganzen Tag auf den Beinen ist und häufig in sein Warenlager in den Keller gehen muss, kam zu mir mit einem dicken, schmerzenden Knie. Er war beim Orthopäden gewesen, hatte sich arthroskopieren lassen (das heißt das Knie spiegeln lassen), und im Anschluss an die Arthroskopie wurde er wöchentlich punktiert, weil sich ständig ein neuer Erguss im Kniegelenk bildete. Er war völlig verzweifelt, weil auch nach mehreren Wochen immer noch keine Besserung eingetreten war.

Wir begannen mit wöchentlicher Mesotherapie. Der Patient konnte in der Zwischenzeit weiterarbeiten, und nach zwei Wochen war das Knie schon deutlich abgeschwollen. Nach vier Wochen war er überwiegend beschwerdefrei. Das war vor sechs Jahren, seither hat er keine Beschwerden mehr im Knie.

Aber die Arthrose ist durchaus nicht nur ein Problem von älteren Patienten. Durch falsche Belastung können auch jüngere Menschen unter den gefürchteten Gelenkveränderungen leiden. Eine meiner Patientinnen ist Anfang vierzig; sie arbeitet bei der Post. Durch die einseitige Belastung ihrer Hände – sie muss sehr viele Postsendungen kuvertieren – hat sie bereits jetzt fortgeschrittene arthrotische Veränderungen in ihren Fingergelenken. Bei Frauen ist häufig auch das Daumengrundgelenk von Arthrose betroffen – auch hier ist eine einseitige Überbeanspruchung die Ursache. Aber es gibt auch andere Gründe für eine Arthrose.

Eine Saxophonspielerin kam zu mir, weil sie beim Spielen massive Schmerzen in beiden Daumengrundgelen-

ken hatte. Sie vertrug keine Schmerzmittel. Jedes Üben bereitete ihr Schmerzen. Unter regelmäßiger Mesotherapie trat eine deutliche Besserung ein und sie konnte professionell weiterspielen.

Bei einer Arthrose der Finger ist zu beachten, dass dieser Bereich sehr schmerzempfindlich ist und auch auf die Injektionen bei der Mesotherapie sensibel reagiert. Hier muss der Mesotherapeut also besonders vorsichtig vorgehen. Allerdings wird bei der Behandlung auch die Wirkung sofort spürbar, da sie direkt am Ort des Schmerzes stattfindet und deshalb besonders schnell positive Ergebnisse zeigt.

Die Mesotherapie ist bestens zur Behandlung von Arthrose geeignet, weil sie sowohl schnell als auch dauerhaft wirkt. Sie nimmt rasch den Schmerz aus dem Gelenk und zieht auf längere Sicht die Entzündung heraus. Gerade bei einer aktivierten Arthrose gibt es eigentlich keine effektivere Heilmethode als die Mesotherapie. Bei der Behandlung werden entzündungshemmende Substanzen in Verbindung mit abschwellenden Präparaten gespritzt. Sie führen dazu, dass die Entzündungszellen schneller abgebaut und abtransportiert werden. Hinzu kommen Wirkstoffe, die das Lymphsystem aktivieren. Homöopathische Substanzen und Vitamine, die zu einer verbesserten Versorgung des betroffenen Gewebes führen, sind ebenfalls Bestandteile der Mischung.

Die Patienten sprechen sehr schnell auf die Behandlung an. Schonhaltungen, die durch einseitige Belastung von Muskeln und Gelenken zu neuen Schmerzen führen können, werden aufgegeben. Nur wenn nach einem Zeitraum von vier Wochen unter regelmäßiger Mesotherapie keine Besserung eintritt, sollte das Gelenk geröntgt oder mit einer Kernspintomographie untersucht werden. Dann müssen andere, womöglich ernstere Gründe für die Schmerzen ausgeschlossen werden, bevor man sich weitere Therapiemöglichkeiten überlegt.

Aber so positiv die Erfahrungen mit der Mesotherapie auch sind: Man muss realistischerweise sehen, dass einer Arthrose immer eine chronische Gelenkveränderung zugrunde liegt, die nicht einfach wieder rückgängig gemacht werden kann. Durch Über- oder Fehlbelastung kann sie immer wieder aktiviert werden. Deshalb empfehle ich meinen Patienten oft, im Anschluss an die Akut-Behandlung die Mesotherapie in größeren Abständen weiterzuführen. Auf diese Weise kann sich eine Entzündung gar nicht erst entwickeln und die Patienten bleiben lange beschwerdefrei.

Heftige Gelenkschmerzen müssen aber nicht immer einer Arthrose geschuldet sein. Viel häufiger, als man annimmt, steckt ein akuter Gichtanfall hinter solchen Gelenkschmerzen.

Zu einem akuten Gichtanfall kommt es, wenn der Harnsäurespiegel im Blut einen bestimmten Grenzwert übersteigt. Dies kann eintreten, wenn zu viel Alkohol getrunken wird, bei einer besonders fleischreichen Ernährung (vor allem Schweinefleisch), bei bestimmten Störungen des Fettstoffwechsels, aber auch, wenn entwässernde Medikamente, u.a. bestimmte Blutdruckmedikamente, genommen werden, und bei einer Funktionsstörung der Nieren. Männer sind wesentlich häufiger von der Gicht betroffen als Frauen, speziell im höheren Alter.

48

Bei einem akuten Gichtanfall kommt es zu plötzlichen starken Schmerzen in einem Gelenk. Meist beginnt die Krankheit mit einem der Grundgelenke der großen Zehen, später können alle Gelenke betroffen sein. Das betroffene Gelenk wird rot, heiß und schwillt an. Bei manchen Patienten kommt Fieber dazu.

Die Mesotherapie kann bei einem akuten Gichtanfall sehr schnell und wirkungsvoll helfen. Man sollte vorsichtig im Bereich des entzündeten Gelenks behandeln, aber gerade weil die Behandlung genau am Ort des Geschehens ansetzt, ist sie so wirkungsvoll und kommt mit kleinsten Mengen an schmerzstillenden und entzündungshemmenden Mitteln aus. Ich sorge vor der Behandlung immer für eine örtliche Betäubung mit einem Eisspray, um dem Patienten keine zusätzlichen Schmerzen zuzumuten. Meist sind nur ein bis zwei Sitzungen nötig, dann ist die Entzündung abgeheilt.

Eine hochbetagte Patientin, die mit ihren neunundachtzig Jahren noch sehr rüstig ist, kam mit einer sehr schmerzhaften, geschwollenen großen Zehe zu mir. Sie konnte ihren Schuh gar nicht richtig anziehen, so weh tat ihr der Fuß. Die Zehe war um das Grundgelenk doppelt so dick wie normalerweise und feuerrot.

Die Patientin nahm wassertreibende Medikamente zur Senkung ihres Blutdrucks ein, zudem war ihre Nierenfunktion leicht eingeschränkt. Das waren die Gründe für den akuten Gichtanfall.

Nach einmaliger Behandlung mit der Mesotherapie kam sie nach zwei Tagen wieder. Die große Zehe sah vollkommen normal aus, die Schmerzen waren auch verschwunden. Als ich sie danach fragte, sagte sie:

»Ach, das ist ja schon lange weg, jetzt habe ich eine Bronchitis.« Ich musste lächeln. »Schon lange weg ...« Schön, wenn Beschwerden so schnell vergessen sind.

Sehnen- und Sehnenscheidenerkrankungen

Bei einer Sehnenscheidenentzündung *(Epicondylitis)* ist eine Sehne am Unterarm – meistens die Streckersehne, seltener auch die Beugesehne – an ihrem Ansatz entzündet. Ursache ist meist eine Überlastung der Sehne, deshalb spricht man auch vom »Tennisellenbogen« oder »Golferellenbogen«. Da die Sehnen ein sehr schlecht durchblutetes Gewebe sind, halten sich Entzündungen dort oft sehr hartnäckig. Die Patienten leiden zum Teil monatelang unter ihren Beschwerden. Viele müssen eine Schiene tragen und befürchten, dass die Erkrankung chronisch wird.

Ich selbst hatte als Assistenzärztin über Wochen eine schwere Sehnenscheidenentzündung und musste einen Monat eine Gipsschiene tragen. Wie froh wäre ich gewesen, wenn ich damals schon die Mesotherapie gekannt hätte!

Bei einer mesotherapeutischen Behandlung der Sehnenscheidenentzündung muss man von einer längeren Behandlungsdauer ausgehen als bei anderen Beschwerdebildern. Wichtig ist eine regelmäßige wöchentliche Behandlung mit entzündungshemmenden, durchblutungsfördernden und lymphaktivierenden Substanzen, die dafür sorgen, dass Abbauprodukte der Entzündung schneller abtransportiert werden können. Es kann zehn bis fünfzehn Sitzungen dauern, bis die Beschwerden vergehen. Doch die Geduld lohnt sich – auch Patienten, die schon lange mit ihrer Sehnenscheidenentzündung herumlaborieren und sämtliche anderen Therapiemöglichkeiten ausgeschöpft haben, werden beschwerdefrei, wenn sie nur lange genug mit der richtigen Mischung behandelt werden.

Eine Achillessehnenentzündung führt zu Schmerzen, die von der Ferse ausgehen und in den Unterschenkel ausstrahlen. Sehr häufig sind von dieser Entzündung Sportler betroffen, die viel laufen, also Jogger bzw. solche, die auf dem Laufband im Fitnessstudio trainieren. Die Achillessehne schwillt an, wird heiß und reagiert empfindlich auf jede Art von Druck.

Wenn eine mesotherapeutische Behandlung hier schnell einsetzt, genügen oft schon drei bis fünf Sitzungen, bis die Beschwerden nachlassen. Bei Entzündungen, die schon länger vorherrschen, wird die Behandlung hingegen länger dauern. Auch hier werden entzündungshemmende und durchblutungsfördernde Substanzen in die Mischung gegeben, zusätzlich auch homöopathische Mittel, die auf die Symptome des Patienten individuell abgestimmt sind. In jedem Fall lohnt sich eine konsequente Therapie. Die Beschwerden heilen vollkommen aus. Und bei Patienten, die schulmedizinisch mit Mitteln wie Diclofenac oder Ibuprofen behandelt werden, kann die Dosis dieser Medikamente und die Einnahmedauer in der Regel deutlich reduziert werden.

Vor allem Frauen sind von zwei sehr unangenehmen Erkrankungen im Bereich der Hände betroffen: dem Karpaltunnelsyndrom und dem »schnellenden Finger«.

Unter einem Karpaltunnelsyndrom versteht man die Schädigung des *Nervus medianus*. Sie tritt besonders häufig an der »Arbeitshand« – also bei Rechtshändern an der rechten Hand – auf. Der Nerv wird eingeengt, so dass zunächst Missempfindungen wie Kribbeln oder Taubheitsgefühle in der Hand auftreten. Häufig treten diese Beschwerden in der Nacht auf, und bei manchen Patienten können die Schmerzen bis in die Schulter ausstrahlen. Vom Karpaltunnelsyndrom sind die ersten vier Finger betroffen, der kleine Finger fast nie.

Beim Karpaltunnelsyndrom wird häufig zur Operation geraten. Ich habe aber schon vielen Patienten, sogar solchen, die schon einen Operationstermin hatten, mit Mesotherapie helfen können. Sie werden einmal wöchentlich behandelt, wobei schmerzstillende Mittel, Vitamine und homöopathische Substanzen direkt an den Schmerzpunkt gegeben werden. Nach etwa zehn Sitzungen sind die Patienten dauerhaft beschwerdefrei. Ich habe noch keinen Patienten erlebt, bei dem die Beschwerden nach der Behandlung wieder aufgetreten sind.

Beim sogenannten »schnellenden Finger« kommt es zu einer Verdickung von Sehne und Sehnenscheide an einem der Grundgelenke der Finger. Dadurch kann die Sehne nicht mehr richtig gleiten, der Finger bleibt in der Bewegung »hängen« und muss mit Hilfe der anderen Hand gelöst und gestreckt werden. Hier sind vor allem Daumen, Mittel- oder Ringfinger betroffen.

Auch hier kann die Mesotherapie schnell und dauerhaft helfen. Wenige Sitzungen in wöchentlichem Abstand genügen, damit die Beschwerden komplett verschwinden. So kann die Mesotherapie riskante Operationen vermeiden helfen.

Kopfschmerzen und Migräne

Es gibt wohl niemanden, der nicht ab und zu Kopfschmerzen hat. Die Gründe dafür können vielfältig sein. Doch in den meisten Fällen ist mit einer Kopfschmerztablette oder etwas Pfefferminzöl, mit ein paar Stunden Schlaf oder einem ausgedehnten Spaziergang das Problem schnell aus der Welt geschafft. Aber bei manchen Patients sind die Kopfschmerzen dauerhaft und quälend, so sehr, dass sie in ihrer Lebensqualität erheblich eingeschränkt sind. Das eine Problem ist der Spannungskopfschmerz, das andere die Migräne. Es gibt aber auch Mischformen dieser beiden Arten.

Spannungskopfschmerz ist ein dumpfer, konstanter, nicht pulsierender und meist beidseitiger Schmerz. Häufig beginnt er an der Halswirbelsäule und strahlt von dort aus in den Hinterkopf aus wie eine Haube, von unten nach oben. Manchmal berichten Patienten auch von einem ringförmigen Schmerz. Die Anfälle dauern von einer halben Stunde bis zu sieben Tage, und sie kehren häufig wieder. Bei chronischem Spannungskopfschmerz sind die Patienten mehr als fünfzehn Tage im Monat davon betroffen.

Spannungskopfschmerz kann die verschiedensten Auslöser und Gründe haben. Überlastung der Muskeln (bei

53

jüngeren Patienten beispielsweise durch sehr viel Arbeit am Computerbildschirm), zu wenig Schlaf, Stress, Depressionen und Ängste begünstigen jedoch das Auftreten.

Seit Jahren behandle ich Patienten mit Spannungskopfschmerz sehr erfolgreich mit der Mesotherapie. Dabei wird die Halswirbelsäule mit einer muskelentspannenden, durchblutungsfördernden Mischung immer mit behandelt. Es ist stets erfreulich zu beobachten, wie schnell nach einer solchen Behandlung eine Besserung der Beschwerden eintritt.

Ein älterer Patient, der kulturell und politisch sehr interessiert ist, liest jeden Vormittag mindestens zwei Stunden lang die Zeitung. Leider klagt er danach gelegentlich über Kopfschmerzen, die den ganzen Tag anhalten. Die Schmerzen ziehen bei ihm von der Halswirbelsäule über den Nacken und den Hinterkopf bis zum Scheitel und beeinträchtigen ihn sehr. Deshalb kommt er regelmäßig alle zwei Wochen zur Mesotherapie. Seitdem treten die Schmerzen wesentlich seltener auf. Und wenn er bereits mit Schmerzen in die Praxis kommt, sind sie meist unmittelbar nach der Behandlung schon deutlich schwächer.

Migräne ist eine besonders gefürchtete Form des Kopfschmerzes. Oft setzt sie morgens mit einem halbseitigen, klopfenden Kopfschmerz ein, verbunden mit Übelkeit und Erbrechen. Licht- und Geräuschempfindlichkeit, Schwitzen, Durchfall und schneller Herzschlag können dazukommen. Bei manchen Patienten kommt es auch zu Empfindungsstörungen, Schwindel, unsicherem Gang und Sprechstörungen bis hin zu halbseitigen Lähmungen.

Wie beim Spannungskopfschmerz sind auch die Auslöser der Migräne vielfältig. Stress, Anstrengungen, Veränderungen des Schlafrhythmus, Entlastung nach größerer Belastung (die sogenannte »Wochenend-Migräne«) und Ängste können ebenso für einen Migräneanfall verantwortlich sein wie bestimmte Nahrungsmittel oder Alkohol.

Mit der Mesotherapie kann Migränepatienten sehr gut geholfen werden. Dabei werden durchblutungsfördernde Mittel gespritzt, die mit nervenversorgenden Vitaminen gemischt werden. Wichtig ist, dass die Halswirbelsäule immer mit behandelt wird. Gerade bei jüngeren Patienten, wenn die Migräne neu auftritt, kann schon nach kurzer Zeit eine komplette, anhaltende Beschwerdefreiheit erzielt werden.

Eine junge Patientin, eine Schülerin, litt seit einem halben Jahr unter heftiger Migräne, die durch dauerhaften Prüfungsstress ausgelöst war. Dazu kamen, auch durch die häufigen Migräneanfälle, massive Schlafstörungen. Sie konnte sich immer schlechter konzentrieren. Ihr Gedächtnis, das früher sehr gut gewesen war, ließ deutlich nach. Sie war regelrecht depressiv und fühlte sich immer mehr überfordert. Sogar erhöhte Blutdruckwerte konnte ich bei ihr messen. Trotzdem reichten fünf Behandlungen aus, und sie war ohne die Migräne ein ganz neuer Mensch. Sie konnte sich wieder wie gewohnt auf ihre Prüfungen konzentrieren, fühlte sich den Anforderungen gewachsen – und brachte am Ende sehr gute Ergebnisse nach Hause.

Bei einer schon länger bestehenden Migräne sollten zehn Sitzungen im Wochenabstand erfolgen, anschließend eine Erhaltungstherapie einmal im Monat, und zwar mindestens ein Jahr lang. Tatsächlich spricht die Migräne außergewöhnlich gut auf die Mesotherapie an, so dass wesentlich weniger oder gar keine Medikamente mehr eingenommen werden müssen.

In seltenen Fällen kommt es jedoch vor, dass die Beschwerden zwar deutlich gebessert werden, aber nicht ganz verschwinden. Besonders Migräne mit sogenannter »Aura«, eine spezielle Form der Migräne u. a. mit Sehstörungen, ist davon betroffen. Hier scheint die Mesotherapie in Kombination mit der Einnahme niedrig dosierter Acetylsalicylsäure (Aspirin 100) eine gute Lösung zu sein.

Menstruationsbeschwerden (Dysmenorrhoe)

Ein letztes Feld der Schmerzbehandlung durch Mesotherapie möchte ich noch ansprechen: die *Dysmenorrhoe*, also Menstruationsbeschwerden, wie sie vor allem bei jungen Mädchen und Frauen, aber letztlich bei Frauen im gesamten gebärfähigen Alter auftreten können. Diese Beschwerden werden oft nicht so recht ernst genommen, dabei können ganz fürchterliche kolikartige Schmerzen auftreten – und das mit unschöner Regelmäßigkeit alle vier Wochen wieder. Kein Wunder, dass zu den vielen verschiedenen Gründen auch psychosomatische Faktoren hinzutreten: Viele Frauen haben einfach riesengroße Angst vor ihrer nächsten Periode.

Bei einer Dysmenorrhoe kommt es zu Unterleibsschmerzen, die unabhängig von der Stärke der Blutung auftreten können, manchmal auch schon vor dem Beginn der eigentlichen Blutung. Teils kommen Kopfschmerzen, Migräne, Übelkeit und Erbrechen, Krämpfe und andere Begleiterscheinungen dazu.

Vor einer Mesotherapie sollten organische Ursachen ausgeschlossen werden. Dann jedoch kann sie sehr gut gegen die quälenden Symptome helfen. Schon der Gründer der Mesotherapie, Michel Pistor, hat über sehr gute Erfolge bei diesem Krankheitsbild berichtet. Entscheidend ist, dass die Behandlung regelmäßig, am besten während der Menstruation, in regelmäßigen Abständen über mindestens ein Jahr erfolgt. Es werden krampflösende, schmerzstillende, durchblutungsfördernde und nervenversorgende Substanzen verabreicht. Der Erfolg ist sehr wahrscheinlich, wenn man die Behandlung am Unterbauch, aber auch an bestimmten sogenannten Fernpunkten durchführt: am Rücken (Blasenmeridian) und an bestimmten Punkten im Gesicht.

Magen- und Darmerkrankungen

Bei akuten und chronischen Magenschleimhautentzündungen, Darmentzündungen, Reizdarm und Reflux (Speiseröhrenentzündung durch das Zurückfließen von Magensäure) kann die Mesotherapie mit gutem Erfolg eingesetzt werden.

Bei einer akuten Magenschleimhautentzündung liegt häufig eine Infektion durch Viren vor. Aber auch übermäßiger Genuss von Alkohol und Nikotin, falsche Ernährung, Stress und Schmerzmedikamente können die Entwicklung einer solchen Erkrankung mindestens begünstigen. Die Symptome sind Appetitlosigkeit, Druckgefühl im Oberbauch, aufsteigende Übelkeit, Erbrechen, saures Aufstoßen und – teilweise heftige – Magenschmerzen. Hinzu kommen psychische Symptome. Ein gereizter Magen führt nun einmal zu einem gereizten Menschen.

Bei einer chronischen Magenschleimhautentzündung sind die Symptome und Ursachen ähnlich, nur eben lang anhaltend. Sie wird häufig durch eine bakterielle Infektion *(Helicobacter pylori)* begünstigt.

Eine Ernährungsumstellung und eine Veränderung der allgemeinen Lebensweise sind bei einer solchen Erkrankung unabdingbar. Gegen die psychischen Ursachen und Symptome helfen Entspannungsübungen, die täglich angewendet und in den Alltag integriert werden. Aber die Mesotherapie kann hier sowohl im Akutfall als auch bei hartnäckigen und schon lange bestehenden Beschwerden großartige Hilfe bringen. Hier werden entzündungshemmende und krampflösende Mittel gespritzt, zusätzlich Vitamine und Mineralstoffe, die den Magen und vor allem die Magenschleimhaut stärken.

Beim Reizdarm *(Colon irritabile)* ist die gesamte Funktion des Darms gestört, ohne dass sich eine fassbare organische Ursache dafür finden ließe. Der Name der Krankheit ist gut gewählt, denn tatsächlich scheinen nervliche und psychische Belastungen bei ihrer Entstehung eine große Rolle zu spielen. Gerade bei Stress und Ärger kommt es zu Schmerzen im Unterbauch, schnell wechselnder Stuhlkonsistenz, Blähungen, Völlegefühl und zu allgemeiner Erschöpfung. Eine Überempfindlichkeit gegen Milchprodukte (Laktoseintoleranz) kann ebenfalls auftreten und den Reizdarm begünstigen.

Grundsätzlich sollte vor jeder Behandlung, auch vor der Mesotherapie, gegebenenfalls durch eine Darmspiegelung ausgeschlossen werden, dass eine schwerwiegende anderweitige Darmerkrankung oder gar ein Tumor vorliegt. Dann jedoch kann die Mesotherapie – als Ergänzung zu einer Umstellung der Ernährung und der allgemeinen Lebensweise und zu Präparaten, die die Darmflora wiederaufbauen – sehr hilfreich sein. Die Behandlung erfolgt mit entspannenden, reizlindernden Substanzen, die mit einer speziellen Technik unter die Haut gespritzt werden. Am Anfang wird wöchentlich behandelt, dann werden die Abstände allmählich verlängert. Es ist wirklich erstaunlich, wie schnell und lang anhaltend die Wirkung dieser Behandlung ist.

Bei einer Dickdarmentzündung *(Divertikulitis, Divertikulose)* kommt es zur Bildung von Taschen in der Darmschleimhaut, meistens bei älteren Patienten und besonders häufig jenseits der siebzig. Vorausgegangen ist oft eine jahrelange ballaststoffarme Ernährung, begleitet von chronischer Verstopfung, bei der die Darmwand überdehnt wurde. Kommt es zu einer Divertikulose, dann droht unter Umständen ein Darmverschluss – und der kann lebensbedrohend sein. Deshalb muss hier mit Antibiotika eingegriffen werden.

Doch auch die Mesotherapie kann hier helfen – wiederum ergänzend zu einer behutsamen Umstellung der Ernährung und mehr Bewegung. Bei einer Divertikulose wird zunächst wöchentlich behandelt, später zur Vorbeugung eines Rückfalls in größeren Abständen. Viele

Patienten, selbst solche, die bereits eine oder mehrere Darmoperationen hinter sich haben, bleiben damit über lange Zeit beschwerdefrei.

Bei einer Speiseröhrenentzündung durch das Zurückfließen von Magensäure *(Refluxösophagitis)* kann es zu starken Beschwerden kommen. Manche Patienten merken aber auch lange Zeit gar nichts von ihrer Erkrankung. In jedem Fall kommt es – begünstigt durch späte Mahlzeiten, Alkohol und Kaffee und häufig bei übergewichtigen Patienten – zu einem Zurückfließen aggressiver Magensäure in die Speiseröhre. Das löst Sodbrennen, Druckgefühle hinterm Brustbein oder im Magenbereich, Blähungen, Schluckbeschwerden und ein Gefühl von einem »Kloß im Hals« aus. Unter Umständen kommt es sogar zu Herzbeschwerden. Kein Wunder, dass das Sodbrennen im Englischen als »Heartburn« bekannt ist. Reflux begünstigt zudem häufig wiederkehrende Bronchitis, Asthma und Heiserkeit.

Die Mesotherapie kann hier wahre Wunder bewirken – jedoch wieder in Kombination mit einer Umstellung der Ernährungsgewohnheiten. Durch entsprechende Mischungen mit entspannenden und beruhigenden Substanzen können phantastische Ergebnisse erzielt werden. Viele Patienten können ihre Magenmedikamente danach absetzen, in einem Fall konnte sogar eine Operation vermieden werden.

Bei einer Patientin traten seit Jahren immer wieder Refluxbeschwerden auf. In der Magenspiegelung waren schwere Schleimhautveränderungen festgestellt worden. Ihre Refluxerkrankung wurde mit Grad IV einge-

stuft, das heißt, es gab bereits chronische Gewebeveränderungen mit Tendenz zu einer Entartung der Zellen. Wir hatten über eine Operation gesprochen, bei der eine Manschette um den Mageneingang gelegt wird, um den Reflux zu vermindern. Ich hatte der Patientin sogar schon die Adresse eines Chirurgen gegeben. Gleichzeitig begannen wir jedoch mit einer mesotherapeutischen Behandlung. Die Patientin kam ohnehin wegen der Behandlung ihrer Gelenke zu mir, und ihr Wunsch war es, den Magen mit einer entsprechenden Mischung mit zu behandeln.

Als sie später erneut eine Magenspiegelung durchführen ließ, zeigte sich ein absolut unerwartetes Ergebnis. Es waren keine entzündlichen Schleimhautveränderungen mehr festzustellen. Auch die beginnenden chronischen Gewebeveränderungen hatten sich erstaunlicherweise zurückgebildet. Die schulmedizinische Therapie hatte die Patientin wegen Unverträglichkeit vor einem halben Jahr abgebrochen, die Erfolge waren also ausschließlich auf die Mesotherapie zurückzuführen. Von der geplanten Operation war keine Rede mehr.

Wiederholt auftretende Atemwegsinfekte

Erwachsene, die mehr als drei Atemwegsinfekte pro Jahr haben oder mehrere Atemwegsinfekte hintereinander in kurzem Abstand erleiden müssen, kommen oft zu mir und fragen nach einer naturheilkundlichen Therapie. Diesen Patienten empfehle ich die Mesotherapie, da sie bei diesem

Beschwerdebild sehr effektiv helfen kann. Das Immunsystem wird dabei durch inaktivierte Bakterien stimuliert, ähnlich wie bei einer Impfung, nur sozusagen in homöopathischer Verdünnung. Ganz geringe Dosierungen sind notwendig, um einen Schutz vor Atemwegserkrankungen aufzubauen, die durch Viren oder Bakterien hervorgerufen werden. Man verabreicht die Mesotherapie dazu zweimal im Abstand von vier Wochen. Diese Therapie kann zweimal im Jahr durchgeführt werden, zu Beginn des Frühjahres und im Herbst, vor Beginn der »Erkältungszeit«.

Gerade junge Mütter, die sich ständig bei ihren Babys und Kleinkindern anstecken und deshalb unter Infekten bis hin zu schweren Lungenentzündungen leiden, werden durch die Mesotherapie auf schonende Weise geschützt. Der Zeitaufwand ist sehr gering, das Nebenwirkungsrisiko praktisch gleich null. Die Mesotherapie stellt also gerade für jüngere Patienten eine gute Alternative zur herkömmlichen Impfung dar. Bei älteren Patienten mit Herz-Kreislauf-Problemen ist dagegen die klassische Grippeimpfung vorzuziehen.

Harnwegsinfekte

Auch Harnwegsinfekte haben leider die Tendenz, immer wieder aufzutreten. Sie kommen häufig ab der Menopause bei Frauen vor, die Kinder geboren haben. Bei ihnen besteht nach der Geburt eine Senkung des Beckenbodens und der Blase, so dass die Blase oft nicht mehr komplett entleert werden kann und sich durch aufsteigende Infektionen Bakterien in der Blase sammeln.

Dann kommt es zu Brennen, Schmerzen beim Wasserlassen und ständigem Druckgefühl auf der Blase. Oft
besteht ausgeprägter Harndrang, und dem Urin kann Blut
beigemischt sein. Die Schmerzen können bis in die Nieren ausstrahlen. Hinzu kommt eventuell Fieber, und die
Patienten fühlen sich ausgesprochen krank.

Die Mesotherapie kann hier sehr schonend und wirkungsvoll helfen, auch als Alternative zu einer schulmedizinischen Therapie. Dafür werden nur zwei Sitzungen im
Abstand von vier Wochen benötigt, die zweimal jährlich
wiederholt werden. Ähnlich wie bei der Behandlung von
Atemwegsinfekten wird eine stark verdünnte Mischung
aus abgetöteten Bakterien gespritzt, die die Blase schützt.
Nebenwirkungen sind nicht bekannt. Auf diese Weise
könnte die teils monatelange Einnahme von Antibiotika
überflüssig werden.

Mesotherapie für die Haut

Sehr weit verbreitet sind mesotherapeutische Behandlungen für die Haut. Das Einsatzspektrum ist hier besonders
breit und reicht von rein ästhetischen Behandlungen bis
hin zu Hautkrankheiten und vor allem auch der Behandlung von Narben.

Im kosmetischen Bereich kommt die Mesotherapie heute
sehr häufig zum Einsatz. Ohne dass man sich dem Skal-
pell des Schönheitschirurgen aussetzen müsste, sollen
Falten verschwinden und die Haut soll straffer werden.
Cellulitis und Schwangerschaftsstreifen werden mit der

Mesotherapie ebenso behandelt. Man spricht in diesem Zusammenhang auch von Meso-Lifting.

Die Haut wird bei dieser Behandlung revitalisiert, geglättet und nachhaltig durchfeuchtet, so dass die Hautalterung gebremst wird. Die Erstbehandlung erfolgt dreimal im 14-tägigen Abstand. Danach sollte sie alle drei bis sechs Monate wiederholt werden, um die Wirkung zu erhalten.

Dabei werden Wirkstoffe wie Hyaluronsäure, Antioxidanzien und Vitamine unter die Haut gespritzt wie bei einer normalen mesotherapeutischen Behandlung. Sie entfalten dann in der Haut ihre Wirkung.

Und selbst die heute häufig angewandte Botoxbehandlung lässt sich mit Hilfe der Mesotherapie schonender gestalten, als das normalerweise möglich ist: Beim sogenannten Meso-Botox wird eine vitalisierende Mischung mit kleinsten Mengen Botox gemischt, um bei starken Falten die Anspannung der Gesichtsmuskulatur abzumildern und das Gesicht zu entspannen. Die Wirkung hält etwa ein halbes Jahr an.

Gute Erfolge zeigt die Mesotherapie mit ihrer revitalisierenden Wirkung auf die Haut aber auch bei echten Gesundheitsproblemen der Haut wie Akne, Altersflecken, Besenreisern oder Couperose.

Mesotherapie in der Narbenbehandlung

Mit großem Erfolg wird die Mesotherapie in der Behandlung von Narben eingesetzt. Narben sind nicht zuletzt ein ästhetisches Problem – wer möchte schon gern durch Operationsnarben, durch sichtbare Nähte oder Ähnliches entstellt werden? Narben können aber auch schmerzen und sehr unangenehm sein. Sie führen oft zu Blockaden und können bei wetterfühligen Patienten regelmäßig zu Schmerzen führen.

Ein Beispiel sind meine Patienten, bei denen die Schilddrüse ganz oder teilweise entfernt wurde. Je nach Operateur und Nachbehandlung bleibt eine mehr oder weniger stark sichtbare Narbe am Hals zurück. Diese kann nicht nur optisch sehr störend sein, vor allem bei Frauen. Häufig vertragen die Patienten auch keine engen Pullover mehr, haben bei bestimmten Kopfbewegungen ein Spannungsgefühl und empfinden alles am Hals als unangenehm.

Über die Jahre habe ich sehr viel Erfahrung mit der mesotherapeutischen Narbenbehandlung sammeln können. Sie kann erstaunliche Verbesserungen herbeiführen. Meist reichen schon eine bis drei Behandlungen im Abstand von vier Wochen. Gerade bei Narben nach einer Schilddrüsenoperation ist das Problem oft schon nach ein bis zwei Sitzungen behoben – manchmal muss ich die Narbe danach richtiggehend suchen, so unscheinbar ist sie geworden.

Eine Patientin, die im Rahmen einer Herzoperation eine Öffnung des Brustkorbs hinter sich hatte, litt danach unter anhaltenden starken Schmerzen, obwohl die

Wunde gut verheilt war. Es zog sich ein dicker Narbenstrang vom Schlüsselbeinansatz bis in die Magengegend. Der Narbenstrang war zunehmend hart und leicht gerötet. Wir behandelten in größeren Abständen über einige Monate hinweg. Durch die Mesotherapie verschwanden die Schmerzen komplett, die Patientin konnte sämtliche Schmerzmedikamente absetzen. Der harte, bindegewebige Narbenstrang wurde im wahrsten Sinne des Wortes »butterweich«, die Rötung verblasste.

Tatsächlich ist die Mesotherapie bei Narbenbehandlungen eine hervorragende Wahl. Auch »alte« Narben können noch erfolgreich behandelt werden. Günstig ist es, wenn die Narbe noch eine leichte Rötung aufweist. Sehr positiv wirkt sich die Mesotherapie auch bei Narben nach einem Kaiserschnitt aus. Hier würde ich jeder Patientin eine einmalige Behandlung empfehlen. So können dicke und unschöne Narbenstränge leicht verhindert werden. Und auch nach Hauttransplantationen ist eine mesotherapeutische Nachbehandlung entlang der Transplantationsränder unbedingt zu empfehlen.

Eine Patientin kam zu mir von weit her aus dem Schwäbischen, nachdem sie vor einigen Jahren einen schweren Skiunfall hatte. Ihr war danach ein großes Hauttransplantat großflächig über die Kniescheibe genäht worden. Die Haut über dem Knie war dickwulstig und stark vernarbt, so dass die Patientin ihr Knie kaum noch beugen konnte. Da ihre Tochter Physiotherapeutin war, konnte sie ihrer Mutter durch entsprechende Behandlungen helfen, doch die übermäßige Narbenbildung

schmälerte den Erfolg erheblich. Selbst die Mesothera-
pie gestaltete sich schwierig, da die feinen Nadeln die
dicken Narbenschichten kaum durchdringen konnten.
Doch es gelang nach mehreren Sitzungen, eine bessere
Durchblutung und Elastizität zu erreichen. In diesem
Fall waren schon solche kleinen Fortschritte ein großer
Erfolg.

Mesotherapie bei Haarausfall

Und schließlich wird Mesotherapie inzwischen erfolgreich gegen Haarausfall eingesetzt. Die gefürchtete Aus-
dünnung des Haares tritt hauptsächlich als natürliche,
teilweise erblich bedingte Erscheinung bei Männern auf.
(Allerdings ist der eigene Vater in diesem Fall genetisch
nicht maßgeblich. Die Anlage zu vermehrtem Haarausfall
bei Männern wird über den Großvater mütterlicherseits
weitervererbt.) Krankhafter Haarausfall (Verlust von mehr
als hundert Haaren pro Tag) kann aber auch ernsthafte
Gründe haben wie z. B. eine Fehlfunktion der Schilddrüse, Eisen- oder Eiweißmangel, Mineralstoffmangel,
Vergiftungen, übermäßiger Stress.

Nicht nur bei Frauen spielen die Haare bei der Entwicklung eines positiven Selbstbildes eine große Rolle. Auch
bei Männern ist die Seele sehr angegriffen, vor allem,
wenn schon in jungen Jahren massiver Haarausfall einsetzt. Auch hier kann die Mesotherapie gut helfen. Das
Ziel besteht zunächst darin, den Haarausfall zu stoppen.
Stellen, die schon komplett kahl sind, sprechen auf eine

Therapie meist nicht mehr an. Aber an lichten Stellen kann der Haarausfall gestoppt und das Haarwachstum wieder angeregt werden.

So hatte ich einen jungen Patienten türkischer Abstammung, der sehr unter seinem fortgeschrittenen Haarausfall litt. Sogar sein Vater hatte in fortgeschrittenem Alter noch mehr Haare auf dem Kopf, berichtete er mir niedergeschlagen. Mit einer regelmäßigen mesotherapeutischen Anwendung mit durchblutungsfördernden Mitteln, Vitaminen und Mineralstoffen konnten wir seinen Haarausfall stoppen. Seine Lebensfreude und sein Lebensmut haben sich seither erheblich verbessert.

Auch Frauen sind von Haarausfall betroffen, vor allem nach einer hormonellen Umstellung (z. B. in den zwei bis vier Monaten nach einer Geburt, nach dem Abstillen, in den Wechseljahren und bei einer sogenannten Anti-Hormon-Behandlung nach einer Krebserkrankung). Mit frei verkäuflichen Mitteln lässt sich ein echter krankhafter Haarausfall nicht wirksam behandeln. Die verschreibungspflichtigen Medikamente haben aber erhebliche Nebenwirkungen und müssen ein Leben lang eingenommen werden, denn nach einem Absetzen des Medikaments fallen die Haare wieder aus.

Erfahrungsgemäß führt eine mesotherapeutische Behandlung mit einem Cocktail aus vitalisierenden Wirkstoffen jedoch zu einer erheblichen Verringerung des Haarausfalls, zu neuem Wachstum des Haares und zu einer deutlichen Verbesserung der Haarstruktur. Ab der dritten Behandlung wird die Wirkung bei 80 Prozent der Patienten sichtbar – sofern noch Haarwurzeln vorhanden sind. Allerdings sollten vor einer solchen Behandlung etwaige Stoffwechselstörungen unbedingt ausgeschlossen werden. Und man braucht ein wenig Geduld: Das Wachstum der Haare vollzieht sich langsam, und der Stoffwechsel im Bereich der Haarwurzeln ist ganz besonders träge. Etwa zehn Sitzungen im wöchentlichen, später zweiwöchentlichen Abstand sind erforderlich, um den Erfolg zu sichern, danach wird nach Bedarf weiterbehandelt, mindestens ein Jahr lang. Neue Haare wachsen nach zwei bis drei Monaten nach.

Ich habe bei der Behandlung von Haarausfall wirklich sehr schöne, unerwartete Erfolge erzielen können. Eine Patientin, die wegen einer internistischen Erkrankung regelmäßig in meine Sprechstunde kam, hatte schon seit Jahren immer wieder Hormonpräparate genommen, um ihren Haarausfall zu stoppen. Trotzdem war ihr Haar sehr licht geworden, man sah praktisch am ganzen Kopf deutlich die Kopfhaut. Die einzelnen Strähnen mussten hochtoupiert und mit viel Haarspray fixiert werden, um überhaupt eine Frisur zu ermöglichen. Ich verstand den Leidensdruck der Patientin gut. Bei diesem fortgeschrittenen Stadium des Haarausfalls hatte ich allerdings nur bedingt Hoffnung, durchschlagende Ergebnisse erzielen zu können.
Doch die Patientin war sehr konsequent und sprach mich immer wieder darauf an: »Frau Doktor, und jetzt machen wir zum Schluss noch die Haare!« Also bekam sie noch ihre Mesotherapie mit einer speziellen Mischung aus Vitaminen, Spurenelementen und durchblutungsfördernden Substanzen.

Und siehe da, es war unglaublich: Nach einigen Mona-
ten waren wieder dichte schwarze Haare gewachsen,
die rings um den Kopf einen dichten Haarkranz bilde-
ten. Die Kopfhaut war nur noch oben am Scheitel sicht-
bar. Nach einem weiteren halben Jahr waren auch die
Haare oberhalb der Schläfen und am Scheitel deutlich
dichter. Die Patientin berichtete mir stolz, dass die Fri-
seurin sie schon angesprochen habe, ob sie ihr eine
neue Frisur machen solle, es sei ja überaus erstaunlich,
wie stark ihre Haare nachgewachsen seien.

Wahrscheinlich wirkt die Mesotherapie auch deshalb
deutlich besser als alle anderen Therapien gegen Haarausfall, weil sie direkt am Ort des Geschehens ansetzt. So
werden in der Kopfhaut hohe lokale Wirkstoffkonzentratio-
nen erreicht, die bei einer Gabe von Tabletten nie (oder
nur mit sehr starken Nebenwirkungen) erreicht werden
könnten. Zudem werden bei einer Mesotherapie-Sitzung
durch die spezielle Technik viele Reize auf einmal in der
Kopfhaut gesetzt, so dass sich die Wirkung noch verstärken kann. Zu Nebenwirkungen kommt es trotzdem
nicht, denn die Substanzen gelangen nicht in messbarer
Dosierung in die Blutbahn. Auf der Kopfhaut kann ein
leichtes Wärmegefühl auftreten, aber selbst das ist eher
selten.

Ein Kollege, Facharzt für Dermatologie, der sich schon
zu seiner Zeit als Assistenzarzt auf die Behandlung von
Haarausfall spezialisiert hatte, sagte mir, seine Erfolgsquo-
ten hätten sich drastisch erhöht, seitdem er die Mesotherapie einsetzt. Er behandelt jetzt täglich mindestens drei-
ßig Patienten mit Haarausfall, und es werden – durch
Empfehlungen und Mundpropaganda – ständig mehr. Er

hat dafür sogar spezielle Haarsprechstunden eingerichtet. Es gibt immer mehr Kollegen, die diese Methode anwenden. Es lohnt sich auf jeden Fall, einen Versuch damit zu wagen. Ich kann jedenfalls sagen, dass ich bisher bei jedem einzelnen Haarausfall-Patienten erhebliche Erfolge gesehen habe.

Mesotherapie gegen Cellulitis & Co.

In den USA und in Kanada wird die Mesotherapie mit großem Erfolg als »Fett-weg-Spritze« angewandt. Kleine Fettpölsterchen und Cellulitis lassen sich gut mesotherapeutisch behandeln, selbst wenn sie sich jeder herkömmlichen Diät bisher hartnäckig widersetzt haben. Dazu werden stoffwechselaktivierende und fettabbauende Wirkstoffe injiziert. Bei Übergewicht können die stoffwechselaktivierenden Wirkstoffe als Ergänzung zu einer Diät eingesetzt werden. Und wenn es darum geht, ganz gezielt hartnäckige Fettdepots an Bauch, Beinen und Oberarmen aufzulösen, lohnt sich auch dafür ein Versuch mit der Mesotherapie.

Mesotherapie als Hilfe bei der Raucherentwöhnung

Sie wären gern endlich Nichtraucher? Sie wissen, wie sehr das Rauchen Ihnen schadet, und würden ganz einfach gern gesünder leben? Sie würden so gern mit dem

Rauchen aufhören, aber Sie haben das Gefühl, Sie finden den Ausstieg nicht?

Auch hier kann die Mesotherapie schnell und nachhaltig helfen. Nach Aussage erfahrener Mesotherapeuten genügt oft schon eine einzige Sitzung, damit die Patienten das Rauchen endlich aufgeben können. Sie müssen dazu nur eins mitbringen: den festen Willen, Nichtraucher zu werden, kompromisslos und von einem Tag auf den anderen. Ein langsames »Ausschleichen« funktioniert aller Erfahrung nach nicht.

Die Mikroinjektionen aus Vitaminen, individuell ausgesuchten homöopathischen Mitteln und entspannenden Substanzen werden in sechs ganz bestimmte Akupunkturpunkte gegeben. Durch die Verbindung der injizierten Wirkstoffe mit dem Akupunktur-Effekt ergibt sich binnen kurzer Zeit ein deutlich spürbarer körperlicher Widerwille gegen die Zigarette. Außerdem treten die gefürchteten Entzugserscheinungen – Hungergefühl, Schwindel, Stimmungsschwankungen – nicht oder in viel geringerem Maße auf als bei anderen Methoden der Raucherentwöhnung. Statistiken besagen, dass 70 Prozent aller Behandelten auch nach zwei Jahren noch Nichtraucher sind – ein beeindruckender Wert, der vielen anderen Methoden deutlich überlegen ist. Sollte es doch zu einem Rückfall kommen, kann die Behandlung jederzeit wiederholt werden.

Mesotherapie bei Alterserscheinungen

Gesund und mit guter Lebensqualität ein hohes Alter erreichen – wer möchte das nicht? Und die Chancen dafür stehen heute so gut wie nie zuvor. Doch wenn man in die Jahre kommt, stellen sich allerlei unliebsame Alterserscheinungen ein: Die Sehkraft lässt nach, das Gehör wird schwächer, das Gedächtnis spielt nicht mehr mit.

In vielen Fällen kann die Mesotherapie hier helfen, so beispielsweise bei der Altersweitsichtigkeit, die vielen Menschen schon ab vierzig Jahren zu schaffen macht. Sie beruht auf einem altersbedingten Verlust der Elastizität im Auge, so dass es nicht mehr gelingt, beim Nahsehen richtig scharf zu stellen. Bei den meisten Menschen vollzieht sich dieser Prozess im Alter zwischen fünfundvierzig und siebzig Jahren. Der Nahpunkt verschiebt sich in dieser Zeit von fünfunddreißig Zentimetern auf zwei Meter.

Die Mesotherapie wirkt dieser lästigen Entwicklung entgegen, vor allem, wenn früh mit der Behandlung begonnen wird. Dabei wird ein regenerativer und durchblutungsfördernder Stoff in die Haut um die Augen injiziert. Eventuell schon nach einer einzigen Sitzung macht sich die Wirkung bemerkbar, oft bereits nach wenigen Minuten. Der Versuch lohnt sich durchaus auch dann, wenn die Altersweitsichtigkeit schon ein Stück weit fortgeschritten ist.

Auch bei Gedächtnis- und Konzentrationsstörungen kann die Mesotherapie helfen. Ursache ist hier in höherem Alter oft die fortschreitende Verkalkung der Gefäße im Gehirn, sehr häufig aufgrund eines unzureichend behandelten Bluthochdrucks. Aber auch im Rahmen von

Depressionen kann es zu einem Nachlassen des Gedächt-nisses und der Konzentration kommen. Die Mesotherapie wirkt sich hier – ergänzend zu anderen Maßnahmen – sehr günstig aus und verhindert bei regelmäßiger längerer Anwendung ein Fortschreiten der Symptome. Es werden durchblutungsfördernde Substanzen in einer Mischung mit Vitaminkomplexen gespritzt, und viele Patienten berichten von schönen Erfolgen.

GRENZEN, RISIKEN UND NEBENWIRKUNGEN DER MESOTHERAPIE

Wenn ein gut ausgebildeter Arzt oder Heilpraktiker die Mesotherapie anwendet, kann diese Methode bei vielen Beschwerden und Krankheitsbildern helfen. Zusätzlich stärkt die Mesotherapie nachweislich das Immunsystem und das vegetative Nervensystem. Und wie schon erwähnt, ist sie auch im Bereich der ästhetischen Medizin eine ebenso schonende wie wirksame Methode.

Keine Therapieform hilft überall

Doch auch diese Therapieform hat natürlich ihre Grenzen. Sie ist im Wesentlichen eine konservative, also Gewebe erhaltende Methode. Deshalb kann sie beispielsweise bei degenerativen Erkrankungen im Bereich der Gelenke nur dann helfen, wenn die Strukturen grundsätzlich noch intakt sind und erhalten werden können. Endgültig zerstörtes Gewebe kann auch die Mesotherapie nicht wieder aufbauen. Es lohnt sich also, frühzeitig mit einer mesotherapeutischen Behandlung zu beginnen, um zerstörerische Prozesse im Körper aufzuhalten oder gar nicht erst in Gang kommen zu lassen.

Zu Risiken und Nebenwirkungen ...

Eines der ganz besonders positiven Merkmale der Mesotherapie ist, dass sie nur selten Nebenwirkungen auslöst. Da die Wirkstoffe nur dort in den Körper gelangen, wo sie auch wirklich gebraucht werden, kann mit kleinsten Wirkstoffmengen gearbeitet werden. Und die Injektion unter die Haut sorgt dafür, dass sich die Medikamente nicht im ganzen Körper ausbreiten, wo sie möglicherweise Schaden anrichten könnten. Denn die Wirkstoffe gelangen nicht oder nur in verschwindend geringer Menge in den Blutkreislauf. So wird eine Belastung des Organismus vermieden.

Außerdem kommen in der Mesotherapie überwiegend natürliche Heilmittel zum Einsatz, die ohnehin gut verträglich sind. Dies ist gerade für empfindliche Patienten von großer Bedeutung, aber auch für ältere und hochbetagte Menschen, die herkömmliche Medikamentengaben nicht mehr gut vertragen. Sie leiden oft unter heftigen Nebenwirkungen, die dann wiederum mit Medikamenten bekämpft werden, so dass sich viele ältere Patienten irgendwann mit einem bedenklichen »Tablettencocktail« konfrontiert sehen – mit teilweise unvorhersehbaren Wechselwirkungen zwischen den einzelnen Medikamenten.

Trotzdem kann es auch nach einer mesotherapeutischen Injektion zu leichten Reaktionen wie Rötungen oder Schwellungen an der Einstichstelle kommen, vor allem an empfindlichen Hautpartien wie den Augen oder Lippen.

Und in manchen Fällen kommt es zu einer sogenannten Erstreaktion: Rötung, Hautschälen, Schwellungen oder leichte Schmerzen. Diese Erstreaktion ist aber eigentlich keine Nebenwirkung und schon gar keine Komplikation, sondern ein gutes Zeichen, wie wir es in der Naturheilkunde und auch in der Homöopathie sehr häufig beobachten können: Der Körper reagiert auf die Behandlung und setzt seine eigenen Reparatur- und Regenerationsvorgänge in Gang. Die Erstreaktion ist also sowohl für den Arzt als auch für den Patienten ein gutes Zeichen, weist sie doch darauf hin, dass die Behandlung »anschlägt«. Sie ist in den meisten Fällen von geringer Dauer und bildet sich nach kurzer Zeit vollständig zurück.

Wenn ein erfahrener Arzt oder Heilpraktiker die Mesotherapie anwendet, gibt es also praktisch keine Nebenwirkungen oder Komplikationen. Gerade deshalb kann die Methode – mit den entsprechenden Vorsichtsmaßnahmen – auch bei Kindern und bei schwangeren Frauen eingesetzt werden.

Trotzdem sollte die Mesotherapie nicht unterschätzt werden. Sie ist keine »Blümchen-Medizin«, sondern eine hochwirksame Heilmethode. Deshalb darf sie in Deutschland auch nur von Ärzten und anerkannten Heilpraktikern angewandt werden. Die Ausbildung in der Mesotherapie ist durch die Deutsche Gesellschaft für Mesotherapie gut geregelt; das Ausbildungs- und Prüfungsverfahren sorgt dafür, dass die Patienten kompetente Therapeuten finden können. Allerdings sollte bei der Auswahl des Therapeuten darauf geachtet werden, dass diese Ausbildung auch wirklich absolviert wurde. Das Diplom gibt darüber Auskunft.

Ein gut ausgebildeter, verantwortungsbewusster Therapeut wird den Patienten beim Vorgespräch zur Behandlung auch nach Vorerkrankungen fragen, die sich mit der Mesotherapie nicht vertragen und bei denen die Mesotherapie deshalb nicht angewandt werden darf. Besondere Risiken wie z. B. Schwangerschaft müssen ebenfalls abgeklärt werden. Mit besonderer Vorsicht wird ein Therapeut vorgehen, wenn ...

- eine Schwangerschaft vorliegt,
- der Patient unter einer akuten Infektionskrankheit leidet,
- Herz- und Kreislauferkrankungen vorliegen,
- Ekzeme oder Schuppenflechte auftreten,
- Unverträglichkeiten oder Allergien gegen bestimmte Medikamente und Wirkstoffe vorhanden sind,
- der Patient unter einer schweren Autoimmunerkrankung oder unter Epilepsie leidet,
- Störungen der Blutgerinnung vorliegen.

WARUM GESETZLICHE KRAN-
KENKASSEN DIE MESOTHERAPIE
(NOCH) NICHT ANERKENNEN

Die Mesotherapie ist nicht nur schonend für den Patienten und sparsam, was die Menge an Medikamenten und technischem und zeitlichem Aufwand angeht, sie ist auch ausgesprochen preiswert. Trotzdem führt sie in Deutschland immer noch ein Nischendasein, und wie bei den meisten naturheilkundlichen Therapien übernehmen die gesetzlichen Krankenkassen die Kosten in der Regel nicht.

Der Grund dafür könnte gerade in ihrem unaufwendigen, kostengünstigen Charakter liegen. Die Mesotherapie ist eine Heilmethode, die mit kleinem Aufwand und geringen Mengen von Medikamenten große Wirkung erzielt. Sie setzt zu einem Großteil preisgünstige naturheilkundliche Präparate ein und macht auf Dauer viele Patienten unabhängig von Medikamenten. Eine solche Heilmethode ist wirtschaftlich einfach zu wenig lukrativ und hat deshalb keine Lobby.

So kommt es, dass die Mesotherapie in Deutschland – anders als in anderen Ländern wie z. B. in ihrem Mutterland Frankreich – noch nicht zu den anerkannten Heilverfahren gehört. Deshalb werden die Kosten für eine mesotherapeutische Behandlung von den gesetzlichen Krankenkassen nur in ganz seltenen Ausnahmefällen übernommen.

Die privaten Krankenversicherungen übernehmen die Kosten jedoch ohne Probleme.

Im Vergleich zu vielen anderen Heilverfahren ist die Mesotherapie aber auch dann nicht sehr teuer, wenn Sie die Kosten selbst tragen müssen. Sie sollten mit Ihrem Therapeuten offen über die Kosten sprechen. Er kann Ihnen sagen, was finanziell auf Sie zukommt, und Sie entsprechend beraten. Um Ihnen einen Anhaltspunkt zu geben: Bei der Schmerzbehandlung mit Hilfe der Mesotherapie müssen Sie mit 20–40 Euro pro Sitzung rechnen. Zum Vergleich: Eine Hyaluronsäuretherapie beim Orthopäden kostet dagegen etwa 50 Euro pro Spritze, und eine orthopädische Operation schlägt mit mehreren tausend Euro zu Buche – vom notwendigen Krankenhausaufenthalt ganz zu schweigen. Und auch frei verkäufliche Medikamente, wie sie zum Teil im Internet angeboten werden, sind unter Umständen wesentlich teurer als die Mesotherapie.

Ich habe Patienten mit einem sehr kleinen Budget, die trotzdem wöchentlich kommen, weil sie sehen, dass es ihnen mit der Mesotherapie endlich bessergeht. Nach ihrer Aussage haben sie nichts Vergleichbares gefunden, was ihnen ähnlich gut hilft und so wenig schadet. Für viele, gerade auch für ältere Patienten, hat sich die Lebensqualität erheblich gesteigert.

HILFE MIT DER MESOTHERAPIE: KRANKHEITSBILDER UND SYMPTOME

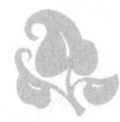

MESOTHERAPIE BEI ERKRANKUN-GEN DER WIRBELSÄULE UND DES BEWEGUNGSAPPARATES

Halswirbelsäulen-Syndrom (HWS-Syndrom)

Das HWS-Syndrom wird häufig durch Zugluft, Fehlhaltungen beim Schlafen oder einseitige Beanspruchung (langes Sitzen, z.B. vor dem Computer) ausgelöst.

Die Symptome

Beim HWS-Syndrom kann es zu Schmerzausstrahlung in den Kopf oder in die Arme kommen. Häufig gesellt sich auch Schwindel und in selteneren Fällen ein Tinnitus dazu. Außerdem kommt es zu einer deutlichen Bewegungseinschränkung mit »steifem Hals« und deutlicher Verspannung der Schulter- und Nackenmuskulatur.

Wie die Mesotherapie helfen kann

Das akute HWS-Syndrom ist eine klassische Indikation für die Mesotherapie und Akupunktur. Bei der Mesotherapie des akuten HWS-Syndroms habe ich schon unglaublich schnelle Erfolge gesehen.

Was Sie sonst noch tun können

Hilfreich sind in jedem Fall Wärmeanwendungen, die möglichst in die Tiefe gehen: feuchtwarme Wickel, Rotlichtanwendungen zweimal täglich, wenn möglich im Liegen. Gönnen Sie sich regelmäßig eine Mittagsruhe von einer halben Stunde, wenn Ihnen das möglich ist, um die Spannung herauszunehmen. Das Liegen entlastet ungemein – schließlich wiegt Ihr Kopf allein schon einige Kilogramm, die von der Halswirbelsäule getragen werden müssen.

Überwärmende Salben können ebenfalls helfen: Sehr wirksam ist der Beinwell. Ätherische Öle wie Eukalyptusöl, Rosmarinöl, Menthol oder Salben auf Campherbasis sind ebenfalls hilfreich.

Brustwirbelsäulen-Syndrom (BWS-Syndrom)

Die Symptome

Durch chronische Fehlhaltung kommt es zu muskulären Verspannungen, Übersäuerung des Muskels und bewegungsabhängigen oder anhaltenden Schmerzen. Durch Bänderschwäche kann es zur Blockade von Wirbelgelenken kommen.

Meiner Erfahrung nach kommt es häufig nach bronchialen Infekten mit massiven Hustenanfällen zu diesem Syndrom. Die Beschwerden konzentrieren sich vor allem auf den Bereich des hinteren Rippenbogens. Es kommt sozusagen zu einem Muskelkater der Atemhilfsmuskulatur zwischen den Rippenbögen. Oft ist der Schmerz atemabhängig und verschlimmert sich bei tiefer Einatmung.

Wie die Mesotherapie helfen kann
Auch hier sollte die Mesotherapie nach genauer körperlicher Untersuchung und Infiltration der Schmerzpunkte mit muskelentspannenden, schmerzlindernden, durchblutungsfördernden Substanzen erfolgen.

Was Sie sonst noch tun können
Hier sind die gleichen Maßnahmen wie beim HWS-Syndrom erfolgreich; im Zentrum steht die Überwärmung der verkrampften Brustmuskulatur.

Lendenwirbelsäulen-Syndrom (LWS-Syndrom)

Hier bestehen Schmerzen in der Lendenwirbelsäule durch eine akute Funktionseinschränkung und zusätzlich vorbestehende degenerative Veränderung in den Lendenwirbelkörpern. Es kommt zu keiner Schmerzausstrahlung. Häufig ist ein Verhebetrauma mit Verschiebung der Bandscheibe vorausgegangen.

Die Symptome

Schmerzen in der Lendenwirbelsäule, die gürtelförmig ausstrahlen. Eventuell begleitender Muskelhartspann sowie oft eine Schonhaltung mit leichter Rumpfvorneigung. Häufig ist lokaler Druckschmerz mit oder ohne Schmerzausstrahlung in Gesäß oder Bein zu beobachten. Der Volksmund spricht hier oft vom »Ischias«.

Wie die Mesotherapie helfen kann

Ich behandle dieses Krankheitsbild sehr häufig in meiner Praxis. Alle Rückenschmerzen ohne größere neurologische Ausfälle sprechen sehr gut auf die Mesotherapie an. Dabei werden durchblutungsfördernde und muskelentspannende Substanzen gespritzt, oft in Kombination mit entsprechenden homöopathischen Präparaten und passenden Vitaminkombinationen. Bei der ersten Therapiesitzung kommt es häufig schon zu einer deutlichen Schmerzlinderung. Meist kombiniere ich die Mesotherapie dann mit mehreren Akupunktursitzungen; das verstärkt die Wirkung. Gerade für Patienten, die Schmerzmedikamente nur eingeschränkt nehmen können (empfindlicher Magen, Nierenfunktionsstörung, Bluthochdruck), ist die Mesotherapie eine sehr effektive und schonende Alternative.

Bei sehr intensivem Beschwerdebild behandle ich auch zweimal in der Woche, so kann der Schmerzmittelverbrauch schnell reduziert werden. Auch Missempfindungen am Bein können direkt mit der Mesotherapie mit einer entsprechenden nervenversorgenden Mischung behandelt werden.

Was Sie sonst noch tun können

Wärmeanwendungen, am besten mit Tiefenwirkung (Infrarotlampe im Liegen), feuchtwarmer Wickel, heißes Bad mit muskelentspannenden Zusätzen, Stufenlagerung (Knie im 90-Grad-Winkel hochlagern).

Salben auf überwärmender Grundlage (z.B. Beinwellsalbe) zweimal täglich, Salben mit Cayennepfefferextrakt (z.B. Kneipp Rheumasalbe), Eukalyptusöl, Fichtennadelöl, Johanniskrautöl (dann aber intensive Sonnenbestrahlung vermeiden!).

Salben mit schmerzstillender und entzündungshemmender Wirkung oder auch Tabletten mit schmerzlindernder Wirkung (jeweils Ibuprofen oder Diclofenac als Wirkstoff) oder mit muskelentspannender Wirkung (Myoson direct).

Die Schmerzspritze beim Arzt mit Cortison und Diclofenac oder Ibuprofen ist im Akutfall die letzte Rettung, wenn gar nichts anderes mehr geht.

Arthrosen (degenerative Gelenkerkrankungen)

Bei einer Arthrose kommt es zu einer chronischen, schmerzhaften Zerstörung des Gelenkknorpels und zu einer Entzündung der Innenschicht der Gelenkkapsel. Dies führt zur zunehmenden Funktionsbehinderung des Gelenks und teilweise bis hin zu seiner völligen Versteifung. Meist ist ein Missverhältnis zwischen Belastungsfähigkeit und tatsächlicher Belastung eines Gelenkes vorhanden.

Arthrosen können in jedem größeren (Schulter, Knie,

Hüfte) und kleineren Gelenk (Finger, Hand, Fuß, Zehen) vorkommen und aktiviert werden.

Ursachen können sein: Überlastung bzw. Fehlbelastung durch Übergewicht, Abnutzung im Alter, angeborene oder erworbene Deformationen, Sportverletzungen, vorausgegangene Entzündungen, hormonelle Störungen.

Es bestehen Anlauf- und Belastungsschmerzen, häufig Morgensteifigkeit und Schmerzen nach längerem Sitzen. Die Krankheit schreitet langsam fort. Arthrosen können aber auch schon in jungen Jahren vorkommen.

Die Symptome

Eine Überanstrengung kann zu einer aktivierten Arthrose mit entzündlicher Reizung der Gelenkinnenhaut führen. Das betroffene Gelenk ist dann geschwollen, heiß und schmerzhaft.

Dann besteht eine sogenannte Arthritis, eine akute Gelenkentzündung.

Eine Arthrose allein macht nämlich keine Beschwerden. Oft sieht man im Röntgenbild bei älteren Patienten massive Gelenkveränderungen im Sinne einer Arthrose, z.B. an der Hüfte. Die Patienten klagen aber nicht über Schmerzen und gehen völlig beschwerdefrei durch ihr Leben. Erst die Schwellung, Rötung und Überwärmung zeigt die akute Entzündung an. Diese Reaktionen auf die Entzündung lösen den Schmerz aus. Am Knie ist das am besten sichtbar. An anderen Gelenken wie z.B. an Schulter oder Hüfte ist die Entzündung nach außen oft nicht sichtbar.

Wie die Mesotherapie helfen kann

Bei einer mesotherapeutischen Behandlung von Arthrosen werden entzündungshemmende Substanzen in Verbindung mit abschwellenden Präparaten gespritzt. Sie führen dazu, dass die Entzündungszellen schneller abgebaut und abtransportiert werden. Hinzu kommen Wirkstoffe, die das Lymphsystem aktivieren. Homöopathische Substanzen und Vitamine, die zu einer verbesserten Versorgung des betroffenen Gewebes führen, sind ebenfalls Bestandteile der Mischung.

Die Mesotherapie sorgt dafür, dass die Entzündung schnell aus den Gelenken verschwindet. Bei einer aktivierten Arthrose gibt es eigentlich nichts Effektiveres als die Mesotherapie. Die Patienten sprechen sehr gut auf die Therapie an und kommen sehr bald aus ihrer Schonhaltung heraus, die häufig noch andere Gelenke mit belastet.

Aber eine zugrundeliegende Arthrose ist natürlich eine chronische Gelenkveränderung, die immer wieder durch Überlastung oder Fehlbelastung aktiviert werden kann. Deshalb empfehle ich den Patienten oft, die Mesotherapie im Anschluss an die akute Behandlung in größeren Abständen regelmäßig zu wiederholen. So bleibt das Entzündungsniveau sehr niedrig, und es kann eine lange Beschwerdefreiheit erzielt werden.

Wichtig ist auch, dass benachbarte Gelenke mit behandelt werden, denn die angrenzende Muskulatur ist oft mit betroffen. Nur bei sorgfältiger Behandlung aller beteiligten Strukturen kann eine anhaltende Beschwerdefreiheit erzielt werden.

Ebenso wichtig, ja beinahe entscheidend für den Behandlungserfolg ist, dass während der Entzündungsphase kein Sport gemacht und möglichst auch keine Physiotherapie durchgeführt wird. Die übermäßige Bewegung verzögert den Erfolg der Mesotherapie. Wenn Patienten mit Knieproblemen trotzdem schwimmen gehen, wirft sie das immer wieder zurück. Nur Gehen – also kurze Spaziergänge – ist erlaubt.

Was Sie sonst noch tun können

Das Wichtigste ist Bewegung! Die Arthrose verliert ihren Schrecken nur durch tägliche, regelmäßige Bewegung. Ich habe immer wieder sehr alte Patienten, von denen ich weiß, dass sie fortgeschrittene Veränderungen an den Gelenken und an der Wirbelsäule haben. Trotzdem haben sie keine oder nur wenig Beschwerden. Aber sie bewegen sich auch relativ viel, machen ihre Einkäufe noch selbst, zu Fuß oder mit dem Fahrrad.

Ein zweiter Punkt ist das richtige Schuhwerk. Auch gute orthopädische Schuhe können eventuell zu eng sein. Hier lohnt es sich, auf Rötungen und Druckstellen an den Zehen und am Vorderfuß zu achten.

Kommt es zu einer akuten Entzündung in einem Gelenk, sollten Sie entzündungshemmende Maßnahmen ergreifen: Kühlen Sie das Gelenk, bspw. mit einer Gelpackung aus dem Gefrierfach, einer Tüte Tiefkühlerbsen oder einer Quarkpackung, mit Plastikfolie bedeckt.

Auch pflanzliche Substanzen als Salbengrundlage sind sehr wirkungsvoll, z. B. Teufelskralle oder Arnica. Ergänzend kann auch eine entzündungshemmende Salbe mit dem Wirkstoff Ibuprofen oder Diclofenac verabreicht werden oder entsprechende Tabletten genommen werden. Ein anderer sehr wirksamer Inhaltsstoff ist die Weidenrinde. Sie enthält den Wirkstoff Salicin, der entzündungshemmend wirkt. In Fertigarzneimitteln sind die erforderlichen hohen Dosen am sichersten zu erreichen. Ein Kombinationspräparat aus Goldrute, Pappelrinde und Pappelblättern sowie Eschenrinde (Phytodolor) eignet sich ebenfalls sehr gut zur Therapie von aktivierten Arthrosen. Das Präparat wirkt entzündungshemmend, abschwellend und schmerzlindernd.

Wegen der Nebenwirkungen der klassischen Schmerzmedikamente (sogenannte nicht-steroidale Antirheumatika, kurz NSAR, wie Diclofenac oder Ibuprofen als Tabletten) sind Phytopharmaka (pflanzliche Medikamente) eine gut verträgliche Alternative.

Karpaltunnel-Syndrom

Darunter versteht man die am häufigsten auftretende Schädigung eines peripheren Nerven, nämlich des *Nervus medianus*. Frauen sind doppelt so häufig wie Männer betroffen, meist nach dem 50. Lebensjahr. Aber auch Schwangere können am Karpaltunnel-Syndrom leiden. Bestimmte Stoffwechselerkrankungen begünstigen dieses Beschwerdebild (z. B. Diabetes mellitus, Gicht, rheumatoide Arthritis, Schilddrüsenunterfunktion). In der Hälfte der Fälle tritt das Karpaltunnelsyndrom beidseitig auf, die dominante Seite ist meist stärker betroffen (das heißt bei Rechtshändern die rechte Hand).

Die Symptome

Durch eine Entzündung im Bereich des Längsbandes der Beugesehnen am Unterarm kommt es zu einer Einengung des *Nervus medianus*, der zusammen mit den Beugesehnen unter diesem Band verläuft. Dadurch treten zunächst nächtliche Missempfindungen in den Händen auf, mit Kribbeln, Taubheitsgefühl und Schwellung. Eventuell kommt es zu einer Schmerzausstrahlung bis in die Schulter. Am Morgen sind die Symptome wieder rückläufig. Typischerweise ist der fünfte Finger nie betroffen.

Wie die Mesotherapie helfen kann

Ich konnte schon viele Patienten mit Karpaltunnelsyndrom behandeln, die zum Teil sogar schon einen Operationstermin hatten. Keiner von ihnen musste operiert werden. Oft kommen die Patienten mit einer Schiene, die sie schon über Wochen tragen, und trotzdem ist keine durchgreifende Besserung aufgetreten.

Es genügt eine wöchentliche Behandlung und nach wenigen Sitzungen sind die Patienten komplett beschwerdefrei – dauerhaft. Bei dieser Behandlung spritze ich entzündungshemmende und abschwellende Substanzen. Außerdem muss hier wie in vielen anderen Entzündungsfällen das Lymphsystem aktiviert werden. Ganz wichtig ist dann die ausreichende Nährstoffversorgung des betroffenen Nervenstrangs mit aufbauenden Vitaminkombinationen. So können das langwierige Tragen einer Unterarmschiene und die problematische Operation am *Nervus medianus* vermieden werden.

Ich habe sogar meine Mutter, die der Schiene überdrüssig war und sich keiner Operation unterziehen wollte, mit

Mesotherapie behandelt, das war vor vielen Jahren. Nie kam es zu einem Rückfall.

Was Sie sonst noch tun können
Kälteanwendungen (Gelpackung, Quarkwickel) führen zum Abschwellen des betroffenen Gelenks und lindern die Beschwerden.

Schnellender Finger

Es kommt zu einer Verdickung von Sehne und Sehnenscheide an einem der Grundgelenke der Finger. Dadurch besteht eine Gleitstörung der Sehne in Höhe der Grundgelenksbeugefalte. Frauen sind deutlich häufiger betroffen, meist zwischen dem 40. und 60. Lebensjahr.

Die Symptome
Der Finger bleibt in der Beugung »hängen«, muss mit der anderen Hand aus der Beugung gelöst und in die Streckung gebracht werden. Häufig ist diese Störung morgens stärker ausgeprägt.

Der Grund dafür ist oft eine Arthrose in dem betroffenen Finger. Durch eine akute Entzündung, die sich auf der Arthrose entwickelt, ist die Sehne in Mitleidenschaft gezogen. Das Sehnenfach wird eingeengt, die Beugesehne kann nicht mehr flüssig gleiten.

Wie die Mesotherapie helfen kann

Die Mesotherapie bringt beim schnellenden Finger sehr raschen Erfolg und dauerhafte Beschwerdefreiheit. So können Cortisoninjektionen und Operationen vermieden werden. Die Therapie erfolgt anfangs einmal pro Woche, später in größeren Abständen, insgesamt etwa zehnmal.

Was Sie sonst noch tun können

Solange Sie akute Beschwerden haben, sollten Sie Ihre Hände nicht übermäßig beanspruchen.

Sehnenscheidenentzündung (Epicondylitis)

Die Symptome

Bei der Sehnenscheidenentzündung besteht eine Entzündung meist der Streckersehne des Unterarms an ihrem Ansatzpunkt am Ellenbogen. In selteneren Fällen ist die Beugesehne an ihrem Ansatz entzündet. Meist ist eine Überbeanspruchung die Ursache. Deshalb spricht man auch vom »Tennisellenbogen«, wenn die Streckersehne betroffen ist, und vom »Golferellenbogen« oder »Werferellenbogen«, wenn die Beugesehne entzündet ist.

Wie die Mesotherapie helfen kann

Die Sehnenscheidenentzündung spricht gut auf Mesotherapie an. Wichtig ist die regelmäßige wöchentliche Behandlung. 10–15 Sitzungen sind notwendig.

Da die Sehnen ein sehr schlecht durchblutetes Gewebe

sind, halten sich Entzündungen dort hartnäckig. Ich hatte des Öfteren Patienten, die schon länger, meist über einige Monate in orthopädischer Behandlung waren und dort sämtliche Therapiemöglichkeiten ausgeschöpft hatten. Oft mussten sie über einen längeren Zeitraum eine Schiene tragen. Viele denken, sie hätten jetzt eine chronische Erkrankung, und allzu viele lassen sich auf Cortisoninjektionen und sogar auf riskante Operationen ein.

Erstaunlicherweise werden aber auch diese Patienten beschwerdefrei, wenn man sie lange genug mit der richtigen Mischung behandelt.

Wie gesagt sind die Sehnen ein nur mäßig durchblutetes Gewebe, und deshalb dauert es ein bisschen länger, bis man die Entzündung durch die Mesotherapie ganz herausgezogen hat.

Wichtig ist auch, durch genaue Untersuchung den Schmerzpunkt bzw. die Schmerzpunkte präzise zu lokalisieren. Dann ist eine gezielte und erfolgversprechende Behandlung möglich.

Was Sie sonst noch tun können
Kühlung in jeder Form ist wichtig – mit Gelkissen oder Quarkwickel, möglichst zweimal täglich.

Vermeiden Sie die auslösende Sportart mindestens vier Wochen lang. Sie müssen den Arm aber nicht vollkommen ruhigstellen. Eine entsprechende Schiene am Ellenbogen verhindert die weitere Reizung der entzündeten Sehne durch falsche Bewegungen und Drehungen.

Achillessehnenentzündung

Durch einseitige Überlastung, oft verbunden mit degenerativen Veränderungen (Verschleißerscheinungen), kommt es zur Entzündung der Achillessehne an ihrem Ansatz, dem Fersenbein. Besonders häufig tritt diese Entzündung bei Basketballspielern und bei Menschen auf, die auf dem Laufband laufen, aber auch Jogger sind zunehmend häufiger betroffen.

Die Symptome

Schmerzen beim Auftreten, ausgehend von der Ferse und ausstrahlend in den Unterschenkel. Es kommt zur Schwellung in diesem Bereich, mit Überwärmung und deutlichem Druckschmerz.

Wie die Mesotherapie helfen kann

Auch bei dieser Entzündung ist die Mesotherapie sehr wirksam. Bei kurzzeitigen Beschwerden genügen oft drei bis fünf Sitzungen. Bei bereits seit einigen Monaten anhaltenden Beschwerden muss auch länger therapiert werden: über einige Monate hinweg in immer größeren Abständen. Aber die Beschwerden heilen bei konsequenter Therapie auch vollkommen aus.

Was Sie sonst noch tun können

Durch die Mesotherapie kann die Dosis von Schmerzmedikamenten und die Einnahmedauer wesentlich verringert bzw. verkürzt werden.

Ergänzend hat sich eine Kombination aus abschwellenden und entzündungshemmenden Substanzen bewährt, die Pappelrinde, Pappelblätter, echtes Goldrutenkraut und Eschenrinde enthält (Phytodolor, 3 x 25 Tropfen).

Kühlung mit Quark oder Gelpackungen aus dem Gefrierfach zweimal täglich. Vermeidung der auslösenden Sportart über mindestens vier Wochen. Normale Alltagsbelastung, dabei jedoch möglichst keine Schonhaltung einnehmen. Eventuell kann eine leichte Fersenerhöhung durch ein Fersenpolster bei der Entlastung der entzündeten Sehne helfen.

Hallux valgus

Die lästige Schwellung am Fußballen kann so stark werden, dass an das Tragen normaler Schuhe gar nicht mehr zu denken ist. Die Ursache für die Verformung des Großzehengelenks liegt im Tragen zu enger Schuhe mit hohem Absatz und dem dauerhaften Druck, der auf das Gelenk ausgeübt wird.

Die Symptome

Das Gelenk schmerzt, ist gerötet und extrem druckempfindlich. Die Sehnen ziehen die Zehen immer mehr aus der Normalposition heraus, so dass an der Fußinnenseite eine regelrechte Beule entsteht und die Zehen sich verkrallen.

Wie die Mesotherapie helfen kann
In vielen Fällen kann die Mesotherapie hier Abhilfe schaffen, so dass nicht operiert werden muss. Es werden entzündungshemmende, entspannende und aufbauende Substanzen in der Nähe der Schwellung gegeben. Mit einem Eisspray wird die Behandlungsstelle unempfindlich gemacht. Die Heilung kann etwas Zeit in Anspruch nehmen, aber nach wenigen Sitzungen passen die normalen Schuhe wieder, die Hautrötung verblasst und die Schwellung geht deutlich zurück. Hier kann es sein, dass unmittelbar nach der Behandlung die Beschwerden kurzzeitig stärker werden – dies lässt aber sehr rasch wieder nach.

Was Sie sonst noch tun können
Auf jeden Fall empfiehlt sich der Übergang zu Schuhen mit flachem Absatz und genügend Platz für die Zehen. Achten Sie auch darauf, dass Ihre Strümpfe nicht zu klein und/oder zu eng sind. Alles, was zu einer Spreizung der Zehen führt, ist günstig, auch häufiges Barfußgehen und das Tragen von Zehenstegsandalen. Einen bestehenden Hallux valgus wird man damit nicht beseitigen, aber immerhin einem Fortschreiten vorbeugen. Fußgymnastik stärkt die Muskulatur zusätzlich.

Akuter Gichtanfall

Zu einem akuten Gichtanfall kommt es, wenn der Harnsäurespiegel auf 9 mg/dl im Blut ansteigt. Meist sind Männer betroffen. Ursachen für das Auftreten eines Gichtanfalls sind Übergewicht, erhöhter Alkoholgenuss, fleischreiche Ernährung, höheres Lebensalter, Alterszucker (Diabetes mellitus Typ II b) und Fettstoffwechselstörungen. Zudem können bestimmte wassertreibende Medikamente zu einem erhöhten Harnsäurespiegel im Blut führen (z. B. Furosemid, Torasemid, Hydrochlorothiazid, kurz HCT genannt). Auch bei eingeschränkter Nierenfunktion kann es leichter zu einem Gichtanfall kommen. Längeres Fasten führt durch Bildung von Säuren auch zu einer verminderten Ausscheidung von Harnsäure über die Niere.

Die Symptome

Es kommt zu plötzlichen starken Schmerzen in einem Gelenk; meist ist am Anfang eines der Großzehengrundgelenke betroffen. Im weiteren Verlauf können alle Gelenke, Schleimbeutel und Sehnenscheiden betroffen sein. Begleitet wird die akute Entzündung von Rötung, Überwärmung und Schwellung im betroffenen Gelenk. Es kann mäßiges Fieber auftreten (38–39 °C).

In seltenen Fällen kommt es zusätzlich zur Nierensteinbildung mit akuten kolikartigen Bauchschmerzen.

Wie die Mesotherapie helfen kann

Die Mesotherapie hilft bei einem Gichtanfall schnell und gründlich. Natürlich kostet es den Behandler etwas Überwindung, an das entzündete Gelenk hinzuspritzen. Ich verwende vorher ein Eisspray, so ist die Behandlung für den Patienten weniger schmerzhaft. Ich behandle meist nur ein- oder maximal zweimal. Dann ist die Entzündung vorbei. Die Behandlung ist deshalb so wirkungsvoll, weil direkt am Ort des Geschehens eingegriffen wird. Kleinste Mengen können hier Großes bewirken.

Was Sie sonst noch tun können

Kühlung mit Gelpackung oder Quarkauflage, zweimal täglich. Ruhigstellung des betroffenen Gelenkes. Absoluter Alkoholverzicht für eine Woche ist notwendig.

Um einen Rückfall zu vermeiden, sollte die Harnsäure dauerhaft zwischen 6 und 7 mg/dl eingestellt werden. Trinken Sie wenig Alkohol und essen Sie wenig Fleisch. Verzichten Sie wenn möglich auf wassertreibende Blutdruckmedikamente und ersetzen Sie diese durch andere Medikamente.

MESOTHERAPIE BEI HÄUFIG WIEDERKEHRENDEN INFEKTEN

Harnwegsinfekte

Wiederholt auftretende Blaseninfektionen kommen typischerweise bei Frauen vor, die ein oder mehrere Kinder geboren haben. Bei ihnen besteht nach der Geburt eine Beckenbodensenkung, die häufig auch zu einer Absenkung der Blase führt. Ab den Wechseljahren wird das Gewebe hormonell bedingt weicher, und so kann es zu einer Verstärkung der Symptomatik kommen. Dabei kann die Blase oftmals nicht mehr komplett entleert werden. So kann sich durch aufsteigende Infektionen leicht eine größere Anzahl von Bakterien in der Blase ansammeln.

Die Symptome

Typischerweise kommt es zu Brennen und Schmerzen beim Wasserlassen. Manche Patientinnen beschreiben auch ein anhaltendes Druckgefühl über der Blase. Oft besteht ausgeprägter Harndrang, und dem Urin kann Blut beigemischt sein. Der Schmerz kann sich bei aufsteigenden Infektionen bis über die Harnleiter auch in die Nieren ausbreiten. So kommt es zu ziehenden Schmerzen in einem oder beiden Nierenlagern.

Bei vielen Patientinnen kommen ein starkes Krankheitsgefühl und Fieber hinzu.

Begünstigende Faktoren sind Kälte, Nässe, Menstruation, Diabetes mellitus und ein verändertes Immunsystem durch immunsupprimierende (das Immunsystem unterdrückende) Medikamente.

Wie die Mesotherapie helfen kann

Bei Harnwegsinfekten hilft die Mesotherapie schonend und wirkungsvoll – und vor allem vorbeugend! Es werden nur zwei Sitzungen benötigt, die einmal jährlich wiederholt werden sollten. Im Abstand von vier Wochen wird eine Mischung aus abgetöteten Bakterien verabreicht, die die Blase wirkungsvoll vor den aufsteigenden Infektionen schützt. Nebenwirkungen sind nicht bekannt.

Im Akutfall kann die Mesotherapie durch ein pflanzliches Mittel (siehe unten) ergänzt werden.

Was Sie sonst noch tun können

Gründliche Reinigung nach jedem Stuhlgang ist wichtig, da die Bakterien immer vom Darm in die Harnröhre einwandern. Kalte Füße möglichst immer vermeiden. Gönnen Sie sich regelmäßig warme Fußbäder mit Meersalzzugabe (1–2 EL).

Basenbildende Nahrungsmittel sollten bevorzugt werden. Günstig sind dabei Kartoffeln, Obst, Gemüse, Blattsalate, Gemüsebrühe und wenig Fleisch.

Der Säuregehalt des Urins kann in regelmäßigen

Abständen gemessen werden, entsprechendes Indikator-papier bekommen Sie in der Apotheke. Er sollte im sauren Bereich (pH-Wert von 4) liegen, da dann die Bakterien ungünstige Bedingungen vorfinden und sich nicht vermehren können. Man kann dies durch tägliche Einnahme von Ascorbinsäure (Vitamin C) erreichen. Es sollte dann insgesamt ein Gramm täglich (zweimal am Tag 500 mg nach den Mahlzeiten) eingenommen werden. Auch die Einnahme von 1–2 TL Apfelessig in einem Glas Wasser bringt den Urin schnell in den sauren Bereich.

Außerdem gibt es ein altbewährtes Präparat – Uro-Vaxom –, das abgetötete Bakterien enthält. Dieses muss über mehrere Monate eingenommen werden. Es wirkt vergleichbar mit einer Impfung über eine Stimulation des Immunsystems.

Die Pflanzenheilkunde kennt zur Behandlung des akuten Harnwegsinfekts ein Präparat aus Kapuzinerkresse und Meerrettichwurzel (Angocin-Filmtabletten). Es wirkt sehr gut keimhemmend, wenn man es frühzeitig einnimmt.

Atemwegsinfekte

Ab Oktober beginnt die Zeit der Atemwegsinfektionen, die sich durch den ganzen Winter zieht. Man spricht dann auch vom grippalen Infekt. Manche Patienten haben mehrere solcher Infektionen im Jahr. Gerade junge Mütter stecken sich oft bei ihren Kindern an, die derartige Infektionen aus der Krippe, dem Kindergarten oder der Schule »einschleppen«. Wenn Sie mehr als drei Atemwegsinfekte

103

pro Jahr oder mehrere Atemwegsinfekte in kurzem Abstand haben, sollten Sie etwas unternehmen.

Die Symptome

Husten und Schnupfen werden oft begleitet von einem ausgeprägten Krankheitsgefühl (Kopf- und Gliederschmerzen) und Fieber. Die Symptome lassen sich nur lindern, nach 1–2 Wochen klingen sie ab.

Wie die Mesotherapie helfen kann

Die Mesotherapie hilft bei häufig wiederkehrenden Atemwegsinfektionen sehr effektiv und schonend. Man stimuliert das Immunsystem durch inaktivierte Bakterien, ähnlich einer Impfung, nur ist das Ganze sozusagen homöopathisch verdünnt. Ganz geringe Dosen reichen aus, um einen Schutz vor viralen und bakteriellen Atemwegserkrankungen aufzubauen.

Man verabreicht diese Mesotherapie zweimal im Abstand von vier Wochen. Diese Therapie kann zweimal im Jahr durchgeführt werden, zu Beginn des Frühjahres und im Herbst. Auch jüngere Patienten profitieren sehr davon. Der Zeitaufwand ist gering; Nebenwirkungen sind nicht bekannt. Bei älteren Patienten mit chronischen Erkrankungen muss sehr gut abgewogen werden zwischen der herkömmlichen Grippeimpfung und der Mikrovakzination durch die Mesotherapie.

Was Sie sonst noch tun können

Alles, was Ihr Immunsystem und Ihre Schleimhäute und Atemwege stärkt, hilft auch gegen häufig wiederkehrende Atemwegsinfekte: Warm-kalt-Anwendungen wie Kneipp-Wasseranwendungen oder Saunagänge mit kräftiger Abkühlung, Nasenduschen mit einer milden Kochsalzlösung, Dampfbäder und Inhalationen – wählen Sie aus, was Sie selbst als wohltuend empfinden.

Wenn Sie können und mögen, kann ein regelmäßiger Aufenthalt am Meer Wunder wirken. Durch die in der Luft gelösten Salzpartikel wirkt jeder Strandspaziergang wie eine natürliche Inhalation.

Eine der wichtigsten Vorbeugungen gegen Atemwegsinfekte in der »Grippezeit« klingt fast zu simpel, als dass man sie in einem medizinischen Buch erwarten würde: Waschen Sie sich sehr, sehr oft die Hände – gründlich, mit warmem Wasser und Seife. Machen Sie es sich zur Gewohnheit, sich beim Nachhausekommen und nach Kontakt mit vielen Menschen (U-Bahn-Fahrten, Zugfahrten, Einkäufe) die Hände zu waschen. Sie vermeiden damit die Verbreitung der allgegenwärtigen Keime und schützen auf diese Weise sich und andere.

Aus der Pflanzenheilkunde stammt die sehr wirksame Echinacin-Eigenblutbehandlung. Dabei wird einmal wöchentlich Blut abgenommen, mit einem Präparat auch Echinacin (Sonnenhut) gemischt und wieder (in den Muskel) verabreicht. Eine Serie umfasst zehn Behandlungen.

Für die Behandlung akuter Atemwegsinfekte empfiehlt sich außerdem ein pflanzliches Kombinationspräparat aus Kapuzinerkresse und Meerrettichwurzel. Ebenso wirkungsvoll ist es als Prophylaxe.

MESOTHERAPIE BEI KOPF-
SCHMERZEN UND MIGRÄNE

Spannungskopfschmerz

Die Symptome

Beim Spannungskopfschmerz besteht ein dumpfer, konstanter, nicht pulsierender, meist beidseitiger Schmerz. Häufig beginnt er in der Halswirbelsäule und strahlt in den Hinterkopf aus. Manchmal ist der Schmerz auch ringförmig (»wie ein Ring um den Kopf«). Zum Teil ist der Schmerz mit Lärm- und Lichtempfindlichkeit verbunden, neurologische Symptome fehlen jedoch, und vegetative Begleitsymptome wie Schwitzen, schneller Herzschlag usw. sind selten. Die Dauer kann 30 Minuten bis 7 Tage betragen.

Man unterscheidet episodische (gelegentlich für 1–2 Tage) von chronischen (mehr als 15 Tage im Monat) Spannungskopfschmerzen. Begünstigende Faktoren sind (muskuläre) Überlastung, Schlafdefizit, psychosozialer Stress, Depressionen und Angststörungen.

Wie die Mesotherapie helfen kann

Seit vielen Jahren behandle ich Patienten mit Spannungs-kopfschmerz auch sehr erfolgreich mit der Mesotherapie. Dabei behandle ich die Halswirbelsäule mit einer mus-kelentspannenden, durchblutungsfördernden Mischung immer mit. Hinzu kommen homöopathische Mittel und Vitamine, die das Nervengewebe positiv beeinflussen.

Diese Indikation ist sehr dankbar – es tritt sehr rasch Besserung ein.

Was Sie sonst noch tun können

Häufig sind junge Frauen und Männer betroffen, die sehr viel am Bildschirm arbeiten und einseitig über viele Stun-den eine bestimmte Kopfhaltung einnehmen. Wichtig ist da die richtige Höhe des Tisches. Der Bildschirm sollte in jedem Fall nicht direkt auf dem Tisch, sondern erhöht ste-hen. Dazu gibt es empfohlene Richtlinien, am besten hal-ten Sie Rücksprache mit dem Betriebsarzt.

Als Übergangslösung können Sie den Bildschirm erhöht auf einen Sockel stellen.

Sorgen Sie für ausreichenden Schlaf (mindestens 7–8 Stunden täglich).

Ein geordneter Tagesablauf, soweit möglich, wirkt sich sehr günstig aus. Alkohol und Rauchen sollten einge-schränkt werden.

Es sollte basenreiche Kost bevorzugt werden (Reis, Kar-toffeln, Gemüse).

Wenn möglich sollten Entspannungsverfahren wie Muskelrelaxation nach Jacobson erlernt und jeden Abend durchgeführt werden, am besten geführt mit Hilfe einer CD.

Regelmäßiger Ausdauersport ist ebenfalls hilfreich. Äußerlich angewandtes ätherisches Pfefferminzöl ist bei Spannungskopfschmerz annähernd so wirksam wie Paracetamol und kann zur alleinigen Anwendung empfohlen werden.

Zubereitungen aus Teufelskrallenwurzel werden vor allem bei Kopfschmerzen verbunden mit einem Halswirbelsäulen-Syndrom eingesetzt und sind sehr wirksam.

Unterstützend können auch Weidenrindenextrakte in einer Dosierung von 60–100 mg Gesamtsalicin eingenommen werden. Weidenrindenextrakte enthalten Salicin, das im Körper zu Salicylsäure umgewandelt wird. Vielen bekannt als Acetylsalicylsäure und unter dem Namen Aspirin sehr geläufig.

Die von der ASS bekannten Nebenwirkungen wie Magen- und Darmschleimhautblutungen sind bei der Weidenrinde nicht bekannt.

Migräne

Die Symptome
Oft besteht ein morgens einsetzender, klopfender Halbseitenkopfschmerz, verbunden mit Übelkeit und Erbrechen. Licht- und Geräuschempfindlichkeit sowie eventuelle vegetative Begleiterscheinungen wie Schwitzen, Durchfall und schneller Herzschlag können auftreten, ebenso neurologische Symptome wie Empfindungsstörungen, Schwindel, Gangunsicherheit, Sprechstörung bis hin zur Halbseitenlähmung.

In 20 Prozent der Fälle bestehen zu Beginn visuelle

Erscheinungen (Lichtblitze, Augenflimmern, sogenannte Flimmerskotome).

Bei diesem Beschwerdebild unterscheidet man die Migräne ohne Aura (einfache Migräne) von der Migräne mit Aura (klassische Migräne), bei der gleichzeitig neurologische Symptome auftreten.

Auslöser können sein: Dauerstress, Anstrengung, Reisen mit Änderung des Schlaf-wach-Rhythmus, Entlastung (sogenannte Wochenendmigräne), Angst, orale Verhütungsmittel (»die Pille«), Schokolade, Käse, Alkohol oder die Berührung von Triggerzonen.

Wie die Mesotherapie helfen kann

Die Mesotherapie ist bei Migräne sehr wirksam. Bei jungen Frauen, bei denen die Migräne neu aufgetreten ist, kann man schon nach kurzer Zeit komplette, anhaltende Beschwerdefreiheit erzielen.

Bei länger bestehender Migräne sollten zehn Sitzungen einmal wöchentlich erfolgen, anschließend eine Erhaltungstherapie einmal im Monat über mindestens ein Jahr.

Wichtig ist auch die Mitbehandlung der Halswirbelsäule. Häufig kommt es dort zu Verspannungen, die dann zu Spannungskopfschmerzen führen und ein Mischbild aus beiden Kopfschmerztypen erzeugen. Auch für die Behandlung der Halswirbelsäule eignet sich die Mesotherapie sehr gut.

Natürlich werden für die unterschiedlichen Beschwerden unterschiedliche Mischungen gespritzt. Die Migräne benötigt eine durchblutungsfördernde Mischung, die zusätzlich mit Vitaminen angereichert ist, die das Nervensystem positiv beeinflussen (sogenannte neurotrope Vitamine).

Eine interessante Beobachtung konnte ich in den letzten Jahren bei meinen Migränepatienten machen. Ich hatte einige wenige, bei denen die Mesotherapie eine deutliche Besserung, aber keine vollständige Beschwerdefreiheit brachte. Bestimmte Symptome hielten sich noch. So hatte ich einen Patienten, der eine sogenannte »Aura« hatte. Das heißt, vor Beginn der Kopfschmerzen kam es zu sogenannten Flimmerskotomen an beiden Augen. Er sah also Blitze über einige Minuten, konnte sonst nichts scharf sehen und war dadurch sehr irritiert. Diese Symptome traten während beruflicher Meetings auf, für ihn als Chef äußerst ungünstig. Unter mesotherapeutischer Behandlung kam es zu diesen Zuständen nicht mehr einmal wöchentlich, sondern nur noch einmal alle 4–6 Wochen. Diesem Patienten habe ich niedrig dosiertes Aspirin 100 drei- bis viermal wöchentlich verordnet, seither ist er anhaltend komplett beschwerdefrei. Natürlich sollte eine magenschonende Zubereitung des Aspirins, bevorzugt nach dem Essen, eingenommen werden.

Was Sie sonst noch tun können
Reizabschirmung in abgedunkelten, geräuscharmen Räumen.

Vermeiden Sie bekannte Auslöser, z. B. Käse, Rotwein, Schokolade und Weizen.

Achten Sie auf ausreichend Schlaf und regulieren Sie Ihren Tagesablauf. Stehen Sie jeden Tag etwa zur gleichen Zeit auf und gehen Sie auch zur gleichen Zeit ins Bett – auch am Wochenende.

Erlernen Sie Entspannungsverfahren, z. B. Muskelrelaxation nach Jacobson oder autogenes Training.

Hilfreich können auch Kneipp-Anwendungen sein, z. B. kalte Armbäder oder Armgüsse, abwechselnd an beiden Armen durchgeführt.

Ein großer Vorteil pflanzlicher Mittel gegen Migräne besteht darin, dass sie zu keinen Kopfschmerzen führen, die durch eine regelmäßige Schmerzmitteleinnahme ausgelöst und aufrechterhalten werden. Ein sehr gut wirksames pflanzliches Präparat ist eine Lösung aus den Extrakten der Pappelrinde, Pappelblättern, echtem Goldrutenkraut und Eschenrinde (Phytodolor). Gleich zu Beginn der Beschwerden eingenommen, hat es sehr gute therapeutische Effekte (Phytodolor-Tropfen, 3 x 40 Tropfen).

Erstaunlich wirksam ist auch ein Quarkwickel, zweimal am Tag für eine halbe Stunde auf die Stirn gelegt.

MESOTHERAPIE BEI MAGEN-
UND DARMERKRANKUNGEN

Akute Gastritis

Eine akute Magenschleimhautentzündung kann viele
Ursachen haben: Viren, Bakterien, übermäßiger Alkohol-
oder Nikotingenuss, Stress, eine unregelmäßige und/oder
falsche Ernährung (zu süß, zu scharf, zu viel Rohkost, zu
viel Kaffee). Auch die regelmäßige Einnahme von
Schmerzmitteln kann zur akuten Gastritis führen.

Die Symptome
Die wichtigsten Symptome sind Appetitlosigkeit, Druckgefühl im Oberbauch, aufsteigende Übelkeit, Erbrechen,
saures Aufstoßen. Magenschmerzen treten meist nüchtern
oder kurz nach einer Mahlzeit auf.

Wie die Mesotherapie helfen kann
Wenn die mesotherapeutische Behandlung frühzeitig einsetzt und in kurzen Abständen (etwa zweimal pro Woche)
durchgeführt wird, bringt sie in der Regel schnelle Linde-

rung. Damit einhergehen muss aber auf jeden Fall eine Umstellung der Ernährung und zum Teil auch der allgemeinen Lebensweise.

Was Sie sonst noch tun können
Wärmeanwendungen mit feuchtwarmen Wickeln oder einer Wärmflasche.

Machen Sie eine Kamillenrollkur: Bereiten Sie sich eine Tasse starken Kamillentee zu (2 gehäufte EL Kamillenblüten auf eine Tasse Wasser, zehn Minuten ziehen lassen) und trinken Sie die Tasse komplett leer. Unmittelbar danach legen Sie sich für zehn Minuten auf die linke Seite, dann zehn Minuten auf den Rücken (mit einem leichten Kissen unter dem Kopf), zum Schluss noch zehn Minuten auf die rechte Seite. Anschließend sollten Sie eine halbe Stunde ruhen, am besten mit einer Wärmflasche auf dem Bauch. Diese Rollkur sollten Sie eine Woche lang zweimal täglich durchführen, und zwar (das ist wichtig!) vor den Mahlzeiten.

Essen Sie für eine Woche konsequente Schonkost: nichts Saures, nichts Süßes, nichts Scharfes, nichts Gebratenes, keinen Alkohol, keinen Kaffee, keine Schmerzmittel. Bei starken Magenschmerzen eventuell Paracetamol einnehmen, alle anderen Schmerzmittel verstärken die Schmerzen eher noch.

Essen Sie kleine Mahlzeiten in kurzen Abständen, um Übersäuerung zu vermeiden.

Pflanzliche Medikamente aus Angelikawurzel, Melisse, Schöllkraut und Süßholzwurzel (z. B. Iberogast) sind eine gute Ergänzung zur mesotherapeutischen Behandlung.

Bestens bewährt hat sich auch Haferschleim aus 4–5 EL

Haferflocken, die man 5–10 Minuten in Wasser köcheln lässt. Der Haferschleim wird je nach Geschmack mit etwas Gemüsebrühwürfel oder Ahornsirup gewürzt. In der Akutphase sollten Sie ihn am besten morgens und abends zu sich nehmen.

Chronische Gastritis (Reizmagen)

Die chronische Gastritis wird häufig durch eine bakterielle Besiedlung mit *Helicobacter pylori* begünstigt. Sie ist oft mit einem Rückfluss von Magensäure in die Speiseröhre verbunden. Auch hier kann die regelmäßige Einnahme von Schmerzmedikamenten und entzündungshemmenden Medikamenten (u. a. ASS, Diclofenac, Ibuprofen, Voltaren) eine Ursache sein.

Die Symptome
Die wichtigsten Symptome der chronischen Gastritis sind Oberbauchschmerzen, begleitet von Sodbrennen, Aufstoßen und Völlegefühl. Eventuell kommt es zu wiederkehrender Übelkeit, Erbrechen und anhaltender Appetitlosigkeit.

Wie die Mesotherapie helfen kann
Die Mesotherapie wirkt wunderbar auch bei hartnäckigen und schon lange bestehenden Beschwerden. Sie sollte aber unbedingt von einer Umstellung der Ernährung begleitet werden.

Was Sie sonst noch tun können

Vermeiden Sie Filterkaffee. Besser ist eine Umstellung auf Cappuccino oder Latte macchiato. Espresso ist deutlich magenschonender als die traditionelle Kaffeebohne. Vor dem morgendlichen Kaffeegenuss sollten Sie auf jeden Fall ein Haferflockenfrühstück (siehe unten) zu sich nehmen.

Trinken Sie wenig Alkohol und wenn, dann nur zu den Mahlzeiten.

Trinken Sie stilles Wasser statt Mineralwasser mit Kohlensäure. Warme Getränke sind verträglicher als kalte. Die Ayurveda-Medizin empfiehlt den regelmäßigen Genuss von abgekochtem lauwarmem Wasser.

Ein magenschonendes Frühstück besteht aus 3–4 EL zarten Haferflocken, die mit wenig heißem Wasser übergossen werden. Kurz quellen lassen und etwas kalte Milch oder Naturjoghurt dazugeben. Mit 2–3 EL ungesüßtem Apfel- oder Birnenmus süßen. Dies sollte täglich als Erstes gegessen werden, am besten dauerhaft. Anschließend können Sie gern mit Ihrem gewohnten Frühstück weitermachen. Die Haferflocken kleiden die Magenschleimhaut aus und schützen sie so den ganzen Vormittag vor der aggressiven Magensäure. Außerdem wirken sie anregend auf die Darmtätigkeit.

Üben Sie Zurückhaltung bei Rohkost. Ein Apfel als Zwischenmahlzeit ist z. B. bei einem Patienten mit chronischen Magenproblemen vollkommen ungeeignet. Gedünstetes Gemüse (z. B. Karotten) schont den Magen und enthält unter Umständen sogar noch mehr Vitamine und antioxidative Substanzen als Rohkost. Günstige Gemüse sind Kartoffeln, Kürbis, Zucchini und Fenchel.

Entspannungsverfahren, die täglich angewendet und

in den Alltag integriert werden, können sehr hilfreich sein.

Genau wie bei der akuten Gastritis ist ein Kombinationspräparat aus Angelikawurzel, bitterer Schleifenblume, Melissenblättern und Süßholzwurzel sehr hilfreich (Iberogast). Wichtig dabei ist, die Tropfen 1–2 Minuten vor dem Herunterschlucken im Mund zu behalten, damit die Geschmacksknospen am Zungengrund gut umspült werden.

Baldriantropfen dreimal täglich vor den Mahlzeiten beruhigen den überreizten Magennerv.

Reizdarm-Syndrom (Colon irritabile)

Der Reizdarm ist eine funktionelle Darmstörung ohne fassbare organische Ursache. Sie beruht wohl auf einer Störung der Darmperistaltik und einer Veränderung des autonomen Nervensystems im Darm im Sinne einer Übererregbarkeit. Konstitutionelle (anlagebedingte) und psychische Belastungsfaktoren spielen eine große Rolle. Stress und Ärger können eine akute Verschlechterung verursachen. Oft kommt es zur Veränderung der Darmflora. Auch eine Überempfindlichkeit gegen Kuhmilch (Laktoseintoleranz) kann eine Rolle spielen.

Die Symptome

Symptome des Reizdarms sind wiederholt auftretende Unterbauchschmerzen, typischerweise im linken oder rechten Unterbauch.

Die Stärke der Schmerzen variiert sehr. Es kommt zu einem Wechsel der Stuhlkonsistenz mit weichem Stuhl bis hin zur Verstopfung. Kurzfristige Erleichterung bringt häufig die Stuhlentleerung. Begleitet werden die Beschwerden meist von starken, zum Teil übelriechenden Blähungen und Völlegefühl. Selten kommt es zu Schleimbeimengungen zum Stuhl.

Vor jeder Therapie sollten schwerwiegende chronischentzündliche Darmerkrankungen und Tumore durch eine Darmspiegelung ausgeschlossen werden.

Wie die Mesotherapie helfen kann

Die Mesotherapie ist sehr hilfreich in der Behandlung des Reizdarm-Syndroms. Es sollte über einen längeren Zeitraum zunächst wöchentlich, schließlich 14-tägig, behandelt werden. Die entspannenden, reizlindernden Substanzen, die mit einer speziellen Technik unter die Haut gespritzt werden, haben einen sehr guten und anhaltenden Effekt.

Was Sie sonst noch tun können

Stellen Sie Ihre Ernährung um: Essen Sie weniger Milchprodukte, kein Vollkornbrot, sondern dunkles, gemahlenes Sauerteigbrot, das mindestens einen Tag alt ist. Jegliche Nahrung sollte gründlich gekaut werden.

Viel Bewegung, um den Darm auf sanfte Weise wieder in Gang zu bringen (z.B. täglich mindestens eine halbe Stunde flottes Gehen).

Sehr oft verschreibe ich die sogenannten Pfefferminzölkapseln. Diese werden erst im Dünndarm freigesetzt und sind sehr magenschonend. Sie werden täglich über längere Zeiträume in absteigender Dosierung eingenommen. Das Pfefferminzöl bewirkt eine Spasmolyse im Darm (das heißt Krampflösung und Entspannung der Darmperistaltik). Der Darm entspannt sich, zudem hat die Substanz entzündungshemmende Eigenschaften.

Als Zusatzpräparat bei starken Blähungen empfiehlt sich eine Kombination aus Fenchelfrüchten, Kümmelfrüchten, Pfefferminzblättern und Pomeranzenschalen (Carminativum-Hetterich-Tropfen). Dreimal täglich (in einem halben Glas Wasser) zu den Mahlzeiten eingenommen, wirkt dieses Mittel für viele Patienten sehr erleichternd.

Untersuchung und gegebenenfalls Neuaufbau der Darmflora. Der Stuhl sollte mindestens dreimal auf Candida-Pilze untersucht werden – diese sind in der mikrobiologischen Untersuchung sehr schwer nachzuweisen. Nach der Behandlung muss die Darmflora mit lebenden Bakterienkulturen wiederaufgebaut werden. Das ist ganz entscheidend für den Behandlungserfolg. Das gesamte Spektrum der Darmflora muss mit speziellen Kuren wiederhergestellt werden. Gesunde Milchsäurebakterien in spezieller, hoch dosierter Zubereitung bilden dabei die Grundlage für eine Normalisierung der Darmfunktion. Der berühmte Candida-Pilz ist sehr häufig ein Mitverursacher des Reizdarms. Durch regelmäßigen Verzehr von Süßigkeiten, Zucker und Weizen vermehrt sich dieser Pilz über die Maßen und bringt eine Dysbalance in die Darmflora. An sich gehört auch er zu einer natürlichen Darmbesiedlung, aber in deutlich geringerer Konzentration, als dies bei manchen Patienten der Fall ist. Hilfreich ist oft auch eine sogenannte »Pilzdiät«.

Speiseröhrenentzündung durch Zurückfließen von Magensäure (Refluxösophagitis)

Durch das Zurückfließen von aggressiver Magensäure in die Speiseröhre kann es zu Entzündungen kommen *(Refluxösophagitis)*. Begünstigt wird das Zurückfließen durch späte Mahlzeiten, Alkohol und Kaffee; bei übergewichtigen Patienten ist es besonders häufig anzutreffen.

Die Symptome

Die Symptome sind Sodbrennen, Druckgefühle hinterm Brustbein oder im Magenbereich, Blähungen, Schluckbeschwerden und ein Gefühl von einem »Kloß im Hals«. Unter Umständen kommt es sogar zu Herzbeschwerden. Reflux begünstigt zudem häufig wiederkehrende Bronchitis, Asthma und Heiserkeit. Manche Patienten sind aber auch über lange Zeit vollkommen frei von Beschwerden, und die Diagnose wird erst mit Hilfe einer Magenspiegelung gestellt. Hier sieht man die entzündete Schleimhaut der Speiseröhre und des Mageneingangs (Pförtner).

Wie die Mesotherapie helfen kann

In Kombination mit einer Umstellung der Ernährungsgewohnheiten lässt sich die Mesotherapie hier gut einsetzen.

Durch entsprechende Mischungen mit entspannenden und beruhigenden Substanzen können sehr gute Ergebnisse erzielt werden. Viele Patienten können ihre Magenmedikamente danach absetzen, bei einem meiner Patienten konnte sogar eine Operation vermieden werden. Wichtig ist auch, dass durch die Medikamente in der Mesotherapie die normale Beweglichkeit *(Peristaltik)* des Magens wiederhergestellt wird.

Was Sie sonst noch tun können

Ändern Sie Ihre Essgewohnheiten. Drei Stunden vor dem Schlafengehen sollten Sie nichts mehr essen und nur noch Kräutertee oder Wasser trinken. Abends sollten Sie nichts Rohes, nichts scharf Gewürztes, nichts Saures und keine Süßigkeiten zu sich nehmen. Und essen Sie vor allem abends keinen Salat mehr: Rohkost ist in Ihrer Situation eher schädlich. Außerdem enthalten viele Salatdressings Essig oder andere saure Substanzen, die zu einer Produktion größerer Mengen von Magensäure führen. Gerade das sollten Sie aber, vor allem abends, vermeiden.

Auf Kaffee, Alkohol, Obstsäfte und Nikotin sollten Sie (vor allem abends) verzichten.

Ändern Sie Ihre Schlafgewohnheiten. Wenn Sie das Kopfteil Ihres Bettes Schritt für Schritt auf einen Winkel von 30° erhöhen und außerdem dafür sorgen, dass Sie beim Schlafen möglichst viel auf der rechten Seite liegen, verhindern Sie den Reflux.

Sehr günstig ist es, eine halbe Stunde vor dem Schlafengehen beruhigende pflanzliche Präparate einzunehmen. Hier hat sich die Einnahme von Passionsblume oder auch Baldrian als Fertigpräparat bewährt. Auch Hopfen und Melisse wirken spürbar beruhigend auf die Magennerven.

Das Kombinationspräparat Iberogast (u. a. Angelika-wurzel, bittere Schleifenblume, Kamillenblüten, Pfeffer-minzblätter und Kümmel), das ebenfalls bei der Gastritis Anwendung findet, ist auch bei der Refluxerkrankung ein bewährtes naturheilkundliches Mittel.

MESOTHERAPIE BEI ANDEREN ERKRANKUNGEN UND SYMPTOMBILDERN

Tinnitus

Zum einen können Durchblutungsstörungen des Innenohres zum Tinnitus führen, z. B. bei akutem Hörsturz oder chronischem arteriellem Bluthochdruck. Aber auch bei Hypotonie, das heißt chronisch zu niedrigen Blutdruckwerten kann es zu diesen Ohrgeräuschen kommen, ebenso bei Blutarmut *(Anämie)*.

Innenohrschädigungen können ebenfalls zu einem Tinnitus führen (z. B. Infektionen, Lärmtrauma, Morbus Menière, Verkalkung der Gehörknöchelchen, sogenannte Otosklerose). Hirntumore sollten ebenfalls ausgeschlossen werden *(Akustikusneurinom)*.

Auch Medikamente können einen Tinnitus verursachen (u. a. bestimmte Antibiotika, L-DOPA). Am häufigsten besteht aber zusätzlich eine länger andauernde Stresssituation.

Die Symptome

Beim Tinnitus bestehen klingende, pfeifende oder rauschende Ohrgeräusche in unterschiedlichen Tonhöhen mit wechselnder Intensität.

Wie die Mesotherapie helfen kann

Die Mesotherapie ist eine wunderbare Methode, um den Tinnitus schonend in den Griff zu bekommen. Am besten funktioniert sie natürlich bei neu aufgetretenem bzw. erst seit einigen Wochen bestehendem Tinnitus. Organische Ursachen sollten in jedem Fall vorher ausgeschlossen worden sein.

Meist genügen bei neu aufgetretenem Tinnitus schon ein bis zwei Sitzungen. Die Mischungen wirken durchblutungsfördernd, entspannend und sind mit entsprechenden Vitaminen für den Hörnerv angereichert.

Bei schon länger bestehendem Tinnitus kann mit der Mesotherapie erreicht werden, dass die Lautstärke sich reduziert und die Tonhöhen weniger unangenehm empfunden werden. Meist tritt der Tinnitus dann so in den Hintergrund, dass er nicht mehr als störend wahrgenommen wird.

Ich hatte eine sehr junge Patientin mit neu aufgetretenem Tinnitus, die sehr unter den Symptomen litt. Nach zwei Behandlungen war sie wieder beschwerdefrei. Zum Dank bekam ich von ihr selbstgemachten Holunderblütensirup.

Was Sie sonst noch tun können

Ruhe und Entspannung sind unabdingbar. Wenn ein Tinnitus auftritt, sollten Sie so schnell wie möglich zum Arzt gehen.

Spezielle Gingkoblätterextrakte haben sich bei diesem Krankheitsbild seit langem bewährt. Sie werden standardisiert als Tabletten angeboten. Durch seine durchblutungsfördernde Wirkung verbessert der Gingko die Mikrozirkulation des Innenohres und der Cochlea (Gehörschnecke).

Eine Einnahme empfiehlt sich über einen längeren Zeitraum, eventuell sogar über Monate.

Gedächtnis- und Konzentrationsstörungen

Ursachen für Gedächtnis- und Konzentrationsstörungen sind oft die fortschreitende Verkalkung der Gefäße im Gehirn mit zunehmendem Alter. Auch unzureichend eingestellter arterieller Bluthochdruck ist eine der häufigsten Ursachen. Diese Störung, die in höherem Alter sehr häufig auftritt, muss unbedingt ernst genommen und behandelt werden.

Auch im Rahmen einer Depression kann es zu diesen Symptomen schon bei jüngeren Patienten kommen. Auch ein Burn-out-Syndrom kann mit diesen Symptomen verbunden sein. Natürlich muss auch an andere schwerwiegende organische Erkrankungen gedacht werden (Tumore, Elektrolytentgleisung, z. B. durch Medikamente).

Wie die Mesotherapie helfen kann

Die Mesotherapie wirkt sich sehr günstig aus und verlang-samt bzw. verhindert bei regelmäßiger längerer Anwen-dung ein Fortschreiten der Symptome. Es werden durch-blutungsfördernde Substanzen mit Vitaminkomplexen gemischt.

Was Sie sonst noch tun können

Lange bewährt ist die Ginsengwurzel. Sie wird in standar-disierten Präparaten angeboten, und ihre Anwendung beruht auf einer jahrtausendelangen Erfahrung in Asien. Viele Studien haben ihren Nutzen und ihre Unbedenk-lichkeit nachgewiesen.

Auch Ginkgopräparate werden gern und häufig genom-men. Der Mechanismus läuft auch hier über eine stärkere Durchblutung im Gehirn.

Es ist wissenschaftlich nachgewiesen, dass eine gute Sozialisierung, das heißt häufige Gespräche und Kontakte mit Familie, Freunden und Bekannten, diese Symptome günstig beeinflusst bzw. das Auftreten hinauszögern kann.

Tägliche körperliche Bewegung verbessert die Wahr-nehmung, die Durchblutung und wirkt sich günstig aus.

Regelmäßiges Tischtennisspielen aktiviert eine Vielzahl von Gehirnarealen und verbessert das Gedächtnis, die Konzentration, die Koordination und die Reaktionsfähig-keit in beträchtlichem Maße – egal in welchem Alter! Man hat dies mit sogenannten funktionsgesteuerten bild-gebenden Verfahren (wie Kernspintomographie) eindeutig nachweisen können.

Heuschnupfen (Rhinitis allergica)

Die Symptome

Abhängig vom Pollenflug, kommt es bei der saisonal allergischen Rhinitis zu Jucken in der Nase, Niesattacken, verstärkter Bildung von Nasensekret und Brennen und Jucken der Augen mit zum Teil starkem Krankheitsgefühl. Eventuell tritt Fieber auf, und der Appetit lässt nach. Begleitend kann es in 30 Prozent der Fälle zu einer Bronchitis kommen, schließlich auch zu allergischem Asthma.

Wie die Mesotherapie helfen kann

Die Mesotherapie (und übrigens auch Akupunktur) hilft bei Heuschnupfen schnell und dauerhaft. Bei der Mesotherapie sind nur zwei Sitzungen im Abstand von vier Wochen notwendig. Ergänzende Akupunktursitzungen sollten ca. zehnmal durchgeführt werden. Entscheidend ist der Zeitpunkt der Therapie. Die erste Sitzung sollte möglichst 3–4 Wochen vor dem Auftreten der ersten Symptome erfolgen.

Ich hatte eine junge Patientin im Alter von zehn Jahren, die schon seit Jahren unter Heuschnupfen litt. Sie kam mit der Mutter und der größeren Schwester. Ich war gespannt, ob ihr Mut ausreichen würde, um die kleinen Pikser auszuhalten. Doch sie war erstaunlich tapfer, kam das zweite Mal nur mit der Schwester und hielt ganz ruhig. Seit diesen zwei Sitzungen hat sie keine Symptome mehr.

Sollten noch abgeschwächte Symptome bestehen, kann man die Therapie im nächsten Jahr wiederholen.

Was Sie sonst noch tun können

Bei Pollenallergien sollten Sie Spaziergänge oder längere Aufenthalte im Freien bei trockenem, windigem Wetter vermeiden. Tägliches Haarewaschen ist hilfreich. Wenn zusätzlich eine Hausstauballergie vorliegt, sollte das Schlafzimmer saniert und milbenfrei gehalten werden. Bei festgestellter Allergie gegen bestimmte Tierhaare sollte kein entsprechendes Haustier gehalten werden.

In der Naturheilkunde werden bei brennenden und juckenden Augen Euphrasia-Augentropfen (Augentrost) gegeben. Sie haben aber allenfalls lindernde Wirkung. Kamillenpads, auf die Augenlider gelegt, wirken abschwellend und reizlindernd.

Eine Kombination aus verschiedenen pflanzlichen Ölen wirkt beruhigend auf die angeschwollene Nasenschleimhaut (Eukalyptusöl, Nelkenöl, Zitronenöl; Coldastop-Nasenöl).

SERVICE

WORAUF SIE ACHTEN SOLLTEN

Vereinbaren Sie ein
unverbindliches Beratungsgespräch

Wenn Sie eine mesotherapeutische Behandlung für sich in Erwägung ziehen, suchen Sie sich einen Arzt/eine Ärztin bzw. einen Heilpraktiker/eine Heilpraktikerin mit einer Ausbildung und Erfahrung in der Mesotherapie und lassen Sie sich einen unverbindlichen Beratungstermin geben. In der Regel wird man Ihnen bei einem Anruf in der jeweiligen Praxis sagen können, ob Sie dort mit einer Behandlung Ihrer spezifischen Beschwerden rechnen können. Eventuell wird man Ihnen auch eine andere Praxis empfehlen, die für die Behandlung Ihrer konkreten Beschwerden besser geeignet ist.

Hören Sie »auf Ihren Bauch«

Im Beratungsgespräch sollten Sie auf Ihr »Bauchgefühl« achten. Wenn Sie das positive Gefühl haben, dass man sich Zeit für Sie nimmt, Ihnen gut zuhört, auf Ihre Beschwerden eingeht und Ihnen genau erklärt, welche

Behandlung für Sie in Frage kommt, dann sind Sie in guten Händen. Wenn Sie das Gefühl haben, dass man Ihre Fragen unzureichend beantwortet, Ihnen etwas aufdrängen will, kurz, wenn Sie Bedenken haben – nehmen Sie sie ernst.

Lassen Sie sich aufklären – auch über die Kosten

Lassen Sie sich vor einer eventuellen Behandlung genau erklären, was dabei passiert, mit welcher Wirkung Sie rechnen können, welche Wirkstoffe zum Einsatz kommen und wie viele Sitzungen voraussichtlich nötig sein werden, um Ihre Beschwerden zu lindern.

Lassen Sie sich auch frühzeitig darüber aufklären, welche Kosten auf Sie zukommen. Da die gesetzlichen Krankenkassen die Kosten nicht übernehmen, sollten Sie als Selbstzahler genau darüber Bescheid wissen, womit Sie rechnen müssen. Bei privaten Krankenversicherungen ist die Kostenübernahme in der Regel problemlos.

SO FINDEN SIE EINEN MESOTHERAPEUTEN IN IHRER NÄHE

Der einfachste Weg, um einen Mesotherapeuten in Ihrer Nähe zu finden, führt über das Internet. Auf der Seite der Deutschen Gesellschaft für Mesotherapie e.V. (www. mesotherapie.org) finden Sie im Patientenbereich eine Suchfunktion. Wenn Sie noch keinen Mesotherapeuten kennen, geben Sie hier Ihre Adresse mit Postleitzahl ein und wählen den Umkreis aus, in dem gesucht werden soll (z.B. zehn Kilometer). Dann erhalten Sie die Kontaktdaten sämtlicher Mesotherapeuten im gewünschten Bereich und einige zusätzliche Informationen.

Wenn Sie bereits einen Namen kennen, z.B. weil Ihnen jemand aus Ihrem Bekanntenkreis einen Mesotherapeuten empfohlen hat, können Sie auch den Namen eingeben und erhalten dann die gewünschten Kontaktdaten und weitere Informationen über diesen Mesotherapeuten.

Die Mesotherapie-Gesellschaften in der Schweiz und in Österreich stellen auf ihren Internetseiten ebenfalls die Kontaktdaten von Therapeuten zur Verfügung, die Mitglieder dieser Gesellschaften sind.

Allerdings sollten Sie keinesfalls allein auf Angaben aus dem Internet vertrauen. Lernen Sie »Ihren« Mesotherapeuten bitte erst einmal persönlich kennen, und machen Sie sich selbst ein Bild, bevor Sie eine Behandlung beginnen.

NÜTZLICHE ADRESSEN UND INTERNETANGEBOTE

Deutschland
Deutsche Gesellschaft für Mesotherapie e.V. (DGM)
Pariser Platz 4
81667 München
Tel. 089/448 59 40
E-Mail: info@mesotherapie.org
Internet: www.mesotherapie.org

Die Deutsche Gesellschaft für Mesotherapie e.V. (DGM) ist der Dachverband für Mesotherapie in Deutschland. Sie hat über tausend Mitglieder und ist Mitglied der Internationalen Gesellschaft für Mesotherapie. Die Gesellschaft widmet sich der Interessenvertretung von Mesotherapeuten, fördert ihre Aus- und Weiterbildung sowie die Verbreitung von Informationen über die Mesotherapie. Außerdem vermittelt sie Therapeuten an interessierte Patienten.

Österreich

Österreichische Gesellschaft für Mesotherapie
Landstr. 15 a
A-4020 Linz
E-Mail: meso@mesotherapie.at
Internet: www.mesotherapie.at

Schweiz

Schweizerische Gesellschaft für Mesotherapie
Rue Pury 4
CH-2000 Neuchatel
E-Mail: swissmeso@gmail.com
Internet: www.mesotherapy.ch

www.mesotherapy.com
Dies ist eine Internetseite aus den USA, die in englischer Sprache viele wertvolle Informationen über die Mesotherapie bereithält.

www.sfmesotherapie.com
Die Internetseite der französischen Mesotherapie-Gesellschaft ist in französischer Sprache abgefasst. Hier finden Sie alle Informationen des größten Mesotherapie-Dachverbands – schließlich ist Frankreich das Mutterland der Mesotherapie.

LITERATUREMPFEHLUNGEN

Derzeit gibt es in Deutschland noch nicht sehr viele Bücher zum Thema Mesotherapie. Deshalb sind hier für interessierte Leserinnen und Leser auch einige französische Standardwerke aufgeführt, die über den Buchhandel auch in Deutschland erhältlich sind. Zahlreiche weitere Bücher in französischer Sprache sind nur noch gebraucht oder antiquarisch erhältlich.

Literatur auf Deutsch

Britta Knoll: *Bildatlas der ästhetischen Mesotherapie. Wirkstoffe, Dosierung, Anwendung.* KVM Der Medizinverlag, Berlin 2010

Britta Knoll: *Mesotherapie in der Ästhetik. Gut aussehen, gut fühlen.* KVM Der Medizinverlag, Berlin 2010

Literatur auf Französisch

Christian Bonnet/Jean-Jacques Perrin: *Guide pratique de mésothérapie. Médecine générale, médecine du sport, médecine esthétique, rhumatologie, pharmacopée*. Elsevier Masson, Paris 2011

Jacques Le Coz: *Traité de mésothérapie. Algologie, rhumatologie, médecine du sport, médecine esthétique, médecine générale*. Elsevier Masson, Paris 2011

Michel Pistor: *Mésothérapie pratique*. Elsevier Masson, Paris 1998

AUTORENVITA

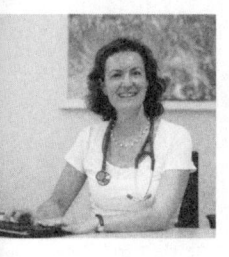

Dr. Ursula Kreuzberger, geb. 1968, studierte Medizin in München. Nach ihrer klinischen Ausbildung in Kardiologie und Nephrologie wurde sie Fachärztin für Innere Medizin. Sie bildete sich weiter zur Ärztin für Naturheilverfahren und machte eine Zusatzausbildung in Akupunktur. 2002 ließ sie sich mit eigener Praxis als Internistin in München nieder. Im gleichen Jahr machte sie bei der Deutschen Gesellschaft für Mesotherapie eine Ausbildung zur Mesotherapeutin und bietet diese außergewöhnliche Behandlungsform auch in ihrer Praxis an. Die Erfolge dieser Therapie, vor allem die Schmerzfreiheit ihrer Patienten, haben sie begeistert. Der häufig wiederholten Frage: »Das ist so toll, wieso kennt das keiner?« möchte sie mit diesem Buch begegnen. Dr. Ursula Kreuzberger hat zwei Kinder und lebt in München.

Wighard Strehlow

Die Hildegard-Naturapotheke

Heilmittel und Rezepte von A bis Z

Ob Kräutertrank, Tinktur, Salbe oder Pulver – die Hildegard-Naturapotheke bietet für jede Krankheit das passende Heilmittel, vieltausendfach erprobt und erstmals systematisch aufbereitet.
Die überlieferten Hildegard-Originalrezepturen enthalten exakte Mengenangaben der einzelnen Inhaltsstoffe, Anwendungshinweise sowie genaue Anleitungen zur eigenen Zubereitung. Ergänzt werden sie mit Informationen aus der wissenschaftlichen Pflanzenheilkunde hinsichtlich ihrer Zusammensetzung und Wirkung.

Ein kompetentes Nachschlagewerk vom Experten und ausgewiesenen Hildegard-Kenner Dr. Wighard Strehlow.

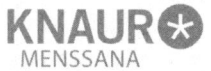

KNAUR
MENSSANA

Dr. Anne Katharina Zschocke

Darmbakterien als Schlüssel zur Gesundheit

Neueste Erkenntnisse aus der Mikrobiom-Forschung

Bisher hielten die meisten Menschen Bakterien für Krankheitserreger, doch seit kurzem gibt es in der Forschung revolutionäre Erkenntnisse: Bakterien sind lebensnotwendig – ohne sie werden wir tatsächlich krank.
Die renommierte Autorin zeigt die verblüffenden Zusammenhänge zwischen dem Mikrobiom Darm und einem guten Gesundheitszustand. Was bisher bereits Erfahrungswissen war, stellt sie in diesem Grundlagenbuch anhand zahlreicher Studien wissenschaftlich in ein ganz neues Licht.

Verständlich und umfassend, mit fundierten Hinweisen, wie man den Darm wieder in ein gesundes Gleichgewicht bringt.

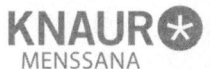